小养生堂里大教授

察「颜」观色
读信号

东森财经新闻台·潘怀宗／著

东方出版社

培养基本医药常识　常保健康身体无恙

　　台湾地区经济起飞，带来了优越的生活环境，也因此提高了民众的生活质量。民众在享用这经济成长的丰硕果实时，却往往对自己的身体疏于照顾。甚而在身体开始发出警告信号的时候，竟无从分辨这是一时的身体不适、抑或是疾病已经找上了自己！更不用说提早预防，防患于未然了。健康靠自己，因此平时就要多吸收有关医药方面的信息，充分了解疾病的相关知识与预防措施，才能使身体维持在最稳定的状态，免除疾病带来的身心折磨和后续庞大的医疗支出。

　　《57 健康同学会》自开播以来，东森财经台的工作人员对于每一项信息，均坚持用最正确且浅显易懂的方式，为观众提供最完整的医药知识。他们认真、专业和对医疗数据再三求证的态度着实令人钦佩，当然，这些付出已经让健康同学会获得高收视率的回馈！由于热情的观众一再反映，希望能将节目中的内容出版成书，这样就能将一些无法当场记录下来的重点，留存查考。经过同仁们的一致努力，现在健康同学会终于要出书了，正所谓"千呼万唤始出来"，相信每一位忠实的观众都会非常开心，同时也会有更多的人了解医药的相关知识。

最后，我期望藉由此书，让大家再也不会在身体发出警告时全然不知，也不要陷入各种不当医药广告的迷雾当中，结果白花钱又伤身，怀宗在此诚挚地推荐这本书给追求健康生活的您，让您活得更健康、吃得更快乐！

阳明大学医学院药理学教授
台北市议员

潘怀宗　博士

序 二

《57 健康同学会》诞生的历程

"健康同学会,同学会健康!欢迎收看 57 健康同学会!"电视上雅芳与我亲切又熟悉的对话,让观众与健康在每晚九点有了重要的沟通桥梁。如今这朗朗上口的台词与热门节目,看似浑然天成,其实它的诞生并不简单。今天就让我还原《57健康同学会》诞生的历程。

在一个燥热的三月午后,东森财经新闻台,也就是我任职的电视台,台长惠惠姐把我叫进办公室,说她有意开一个晚间的新谈话节目。她有一个大胆的构想,希望开一个健康医疗节目,问我可不可行。健康医疗节目?还是在晚间黄金时段?乍听之下几近疯狂,因为没人这么做!当时医疗节目不多,即便有,节目的播出时段也是安排在婆婆妈妈及退休族的下午昏睡时段,要不就是沦为夸张的卖药的购物节目(或许称为广告也不为过)。不过,非洲人没穿鞋子的营销故事瞬间闪过我的脑海,还没有人在晚间做健康医疗节目不正是大大的机会吗?我立刻举双手赞成!没想到惠惠姐马上打蛇随棍上,"那你今天晚上就赶快把企划案写一写，明天公司的主管会议我们台可以提报！"……就这样，脸上三条黑线又无言的我，一分钟揽了一个苦差事在身上。接着更劲爆的来了！惠惠姐希望主持人是一男一女，因为财经台前一个节目《梦想街57号》，把憨厚的廖庆学与专业的陈斐娟搭在一起，结果大受欢迎，因此新节目也希望能够找出财经台第二对金童玉女。

哪位男士能够和美女主播搭档呢？不能太年轻，免得像阿姨配侄子；但也不能太老，免得吸引不了公司与广告主希望的年轻族群……"安德，就是你啦！"惠惠姐又打了一声响雷！什么？是我？虽然我在电视台工作已经二十多年，最近我也成功减肥二十公斤，但我已经退居幕后十多年，实在没有复出的心理准备。不过在惠惠姐苦口婆心地给我信心鼓励以及夸赞我具幽默感，兼之不断暗示找我比找其他男主持人"便宜"许多（不是许多，是非常多！），可以帮公司节省大笔经费的情况下，我就这样成了新节目的制作人与内定男主持人。

当天晚上我必须把企划案搞定，而春天的夜晚是十分热闹的，下了班大伙儿都在网络上热闹地聊天。我坐在计算机前，苦思着新的健康节目究竟要怎么做才能具有特色，可要有些创意才行。这时在facebook上瞄到我的小学同学网站，正在四处寻找多年没有音讯的同学与老师，我突然灵光乍现，"对了！干脆在电视上开同学会岂不美妙？"而电视同学会的主题就是健康！同学若是十几二十年不见，话题恐怕就会从"你变胖了！""你怎么开始秃头了？""几个小孩？健康吗？"一路聊到"如何健康养生？""哪种保健食品最好？""哪个医院哪个医生好？"

于是我文思泉涌，一切依照学校生活与同学会的模式设计节目。没多长时间，就规划出"同学怎么了"（嘉宾与嘉宾亲朋好友的病例）、"同学小报告"（嘉宾分享健康看法）、"健康随堂考"（真可怜！人生永远逃离不了考试）等单元。接着又想到让参加节目的嘉宾都要个噱头，用"几年几班"称呼，这样嘉宾的年龄除了大胆曝光之外，观众也能猜得出嘉宾大概的身体状况了，也是一个趣味点。再往下发展，同学会的主持人就不是主持人，而是值日生了，专业嘉宾不仅拥有原来的医护人员头衔，同时也都成了教导我们健康教育的老师。

在节目的 slogan 方面我遇到了难题，不是想不出来，而是想到的太多。我首先想到的是"同学，你累了吗？欢迎参加57 健康同学会！"这句蛮牛饮料的山寨版台词。若当期节目主题是"胃"，台词就变成"同学，你胃不好吗？欢迎参加57 健康同学会"。第二个想法是我对女主持人说"你是我的高中同学吗？"然后女主持人回答"我是你的高中老师！"，然后我们一起大声说"欢迎参加57 健康同学会！"第三个想法才是最简单的"健康同学会，同学会健康，欢迎参加57 健康同学会！"这里的"会"有双重意义，一面指的是"同学'一定'会健康"，另一面是所有的人包括观众来"会会"健康——这个我们节目最重要的"主角"。就这样，最平实但也最具深层意义的 slogan 诞生了，前面两个搞笑版当然没有采用。另外我原本还想用十八铜人的金身半裸造型面对观众，这样每期节目讲到哪个器官，女主持人就用棍子指到我身上器官的相对位置就可以了，但终究这牺牲太大，没有实现。

写完企划案的第二天，惠惠姐带来两个好消息：一是在公司主管会议上，大家非常喜欢节目"同学会"的概念，因此通过了企划案；其次是最知名的潘怀宗博士，愿意当我们节目的固定嘉宾！这真是天大的好消息，我们节目找到了另一个台柱，也增加了节目的专业性与权威感！于是我仍然以学校作为出发点，帮潘老师想了一个"保健室主任"的角色。一开始我想现在学校已经没有"保健室"，都叫做"健康中心"，那么应该叫"健康中心主任"还是"保健室主任"呢？想了半天我决定用"保健室主任"，因为这个称呼既怀旧又亲切。直到现在，潘老师还说许多观众在路上认出他，都叫他"保健室主任"呢！后来节目竟然也自动发展出"保健室阿伯"（嘉宾江中博）与"保健室阿姨"（嘉宾周怡怡）来，真是可爱。

如今《57健康同学会》出书了，其实，从节目一开始就不断有观众及网友问我们何时出书及DVD，好让他们系统地吸收健康新知识，因为平常难免会因为有事而漏看个几期，而又十分担心没看到的那几集就是最重要的。如今承蒙台视文化公司将《57健康同学会》的精华集结成册，相信必定能够造福更多的民众。

对于《57健康同学会》节目制作团队惟杰、佳芳、雅舒、台英、佳燊、仔芃以及我而言，每一期节目都是美好的回忆。你问我这本书有没有潘老师的养生方法与秘方？当然有，不过更完整的版本，那要等到下一轮的57堂健康课才会公布，敬请期待。

而我，制作与主持《57 健康同学会》的最大遗憾，就是因为太忙而乱吃，体重反弹，又胖了四公斤！（不好意思，这是借口……）可见在追求健康的道路上不进则退，愿大家与我在未来都能为自己和家人的健康努力不懈，加油！

《57 健康同学会》
第一代制作人兼主持人
隋安德

序 三

《57 健康同学会》收视百分百

对《57 健康同学会》来说，我是一位转学过来的学生，除了早上继续打拼财经之外，晚上还要加修最重要的健康学分。雅芳从 139 期加入主持，现在节目已经跨入 200 期，就像 FACEBOOK 常有同学留言，我希望这个优质节目能长命百岁，而我也期许，能和安德哥成为最长寿的主持人。

在健康同学会里，我认识所谓的三高（高血糖、高血压、高血脂），和投资股票的三高（高获利、高成长、高 ROE 股东权益报酬率），可说是南辕北辙，要健康，一定要避免前者的身体三高。还有我们常吃的全麦面包，原来只是加了麦麸的山寨面包，老师教我们选购食物的望、闻、问、切，真的受用无穷，另外很多似是而非的观念，都可以在节目中找到答案，这就是您看到的健康同学会，它帮您注意平常生活中易被忽略但却极重要的健康议题。

有句话说吃补之前先补知识，正如"保健室主任"潘怀宗博士常说的：大家拼命赚钱为的是让银行存折的数字越来越大，可是却忘了在健康存折里存钱。人生有许多事可以归零后重来，但只有健康是不能重来的。新的一年您有什么投资计划呢？有哪些稳赚不赔的投资，我帮大家盘算了一下，每天晚上9：00只要坐在电视机前看同学会补知识，几乎不必花任何成本就可以拿到健康财，划算吧！如果还能让身体动一动就更完美了，因为铁不冶炼不成钢，人不运动也会不健康。

很多人都说这是一个看了会健康的节目，对我们制作单位来说，这个节目也改变了我们。比如"班长"隋安德为了制作主持这档节目，减肥20公斤，工作的同时，还收获了健康。不过安德的隐私也几乎全都公开，现在全国观众都知道他有高血压，真的该颁个最佳牺牲奖给他。还有我们的"保健室主任"潘博士常把最难懂的医学，讲得浅显生动、幽默风趣，而且中西医融会贯通，诺贝尔健康奖非他莫属啦！当然还有专业嘉宾及同学加上我们幕后的团队（常熬夜查数据），因为有你们，节目加分很多，所以大家都可领个健康加分奖。至于雅芳呢，希望有一天可以得到进步奖，当然还有最重要的就是电视机前的"同学"及拥有这本书的每个读者，谢谢大家的鼓励支持，希望大家都能拿个健康奖、支持奖！

雅芳能参与这个节目，受惠良多，要感谢的人太多太多了，包括总经理陈继业、副总经理潘祖荫、台长李惠惠、潘老师、安德哥……因篇幅有限，等待金钟奖领奖时再说吧！

57 健康同学会主持人

张雅芳

目录

第1课 六大危险鞋大公开

市面上各式各样的鞋让人目不暇接，在买鞋时，除了穿着美观之外，舒适度同样是买鞋子的主要考虑。现在有哪六种鞋是最容易被忽视的危险鞋呢？

《欲望都市》里的女主角凯莉曾说过一句名言："爱情逝去了，但鞋永远都在。"每次凯莉穿着令人咋舌的超高高跟鞋轻快地走在路上，突然经过一个有凹洞的路面时，她摆动身体以保持平衡避免跌倒的样子，总让人不禁为她捏一把冷汗。最近某家知名品牌推出 2011 年春夏的展示鞋款时，有一双超高高跟鞋就真的让模特儿在走秀时跌倒！除了高跟鞋外，发布会同时也展出了低跟轻便的舒适款式。其实，在选择鞋子时，除了穿着美观之外，舒适度同样也是购买鞋子的主要考虑因素。

试想，我们每天从起床站立在地板上，双脚就要承受体重的压力，走路的时候，双脚承受的总重量大约是体重的 1.5 倍，跑步则有可能让双脚承受高达 2~4 倍体重的压力。这些压力也会在双脚接触地面时，因作用力与反作用力的物理作用，沿着脚踝、膝关节、腰部向上延伸至肩膀和脖子，甚至到脑部，所以若穿着不合适的鞋子，不但会给脚部造成很大的负担，还会让全身感觉酸痛不舒服。

影响足部健康的六种鞋款

因此选择合适的鞋款，不仅仅是美观舒适的问题，更会直接影响到我们的健康。然而目前流行的众多鞋款中，许多我们认为是舒适轻便的鞋子，竟也隐藏着危害身体健康的潜在危险。到底市面上哪些鞋款最容易被忽略，却存在足以影响健康的隐忧？而哪些讲求时尚流行的鞋款，选购时却要特别注意呢？

●夹脚凉鞋、拖鞋

穿夹脚拖鞋的人在走路的时候，因为脚趾头的部分没有被包覆住，在行进间很自然就会夹住鞋子，或者将脚蜷缩成爪形，这对于脚的形状与健康都是有害的。而且穿夹脚拖鞋，走路时身体很容易前倾，为了保持平衡，腰部就要往后仰，久而久之，很容易因为姿势不正确造成脊椎伤害。而且由于身体重心倾斜到前脚掌，足弓关节承受的压力过大，将会导致脚部发炎疼痛，甚至形成拇趾外翻的情形。此外，当穿着夹脚鞋走路的时候，脚的大拇趾和脚板需要往上勾，以带动夹脚鞋一起向前避免掉鞋。长期这样穿下来，很容易使小腿前面的肌肉群，比如伸拇趾长肌、伸直长肌、前胫肌等肌肉发生过度疲劳的现象。

●10 厘米高跟鞋

其实鞋跟超过 5 厘米就是过高的鞋子了。穿着过高的高跟鞋时，脚部就会处于踮脚尖的状态和姿势，脚跟向上抬高，重心落在前脚掌上。这样一来会使踝关节的稳定性变差，容易出现脚踝扭伤的情况，加上身体的重心会落在前面，有可能会加重膝关节的负担，加速关节磨损及退化，进而造成膝盖疼痛、无法弯曲等症状。而且，踩着过高的高跟鞋，会因姿势长期不正确而导致骨盆向前倾，腰椎过度前弯，从而导致腰椎关节压迫神经造成疼痛现象。同时，背后肌肉长度会缩短，下腹部肌肉变得松弛，产生腰酸背痛的现象。

●尖头皮鞋

尖头皮鞋因为鞋型前面较为狭窄，穿上后足尖会因此被迫塑型，让趾端部位挤压在一起，对脚的前半部形成一种压迫。如此一来，容易造成血液循环不良，挤压加上摩擦就可能形成鸡眼；若鞋的空间过小、挤压的压力过大，则可能会造成足部畸形、指甲内嵌以及拇趾外翻。而且鞋子的空间小，不仅让脚得不到足够的空间，空气流通也不佳，鞋内容易有细菌滋生，造成异味。

●超薄平底鞋

穿超薄的平底鞋走路，脚着地的瞬间会将全身60%的体重压在脚后跟上，因为过薄的平底鞋对脚底没有任何的支撑力，而且也没有吸震、避震的效果，长期下来，就会伤害脚底以及脚后跟，造成脚跟腱炎或足底筋膜炎。再者因鞋子没有缓冲的功能，体重压力除了会引起脚后跟的疼痛外，反作用力还会影响到足踝、膝、髋关节和腰等部位，从而造成这些部位的疼痛。

●厚底面包鞋

厚底的鞋使脚与地面之间隔了一定的高度，让脚对地形不灵敏，很容易让人在行走的时候稍不注意就被磕绊到，从而造成身体前倾重心不稳而扭伤脚踝或韧带，或者重心不稳跌倒，严重的甚至会造成骨折。

●绑腿高跟凉鞋

需要绑带子固定的鞋子，为了不让鞋子松脱，很容易在系绳的时候，将小腿绑得太紧，造成血液循环不顺畅，让脚部获取不到足够的氧气与养分。

鞋跟高3厘米较佳

综上所述，一般人认为健康的平底鞋，实际不一定健康。

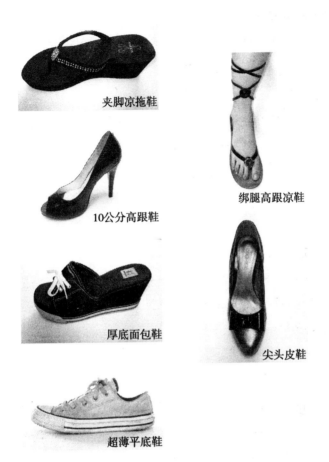

夹脚凉拖鞋

绑腿高跟凉鞋

10公分高跟鞋

厚底面包鞋

尖头皮鞋

超薄平底鞋

穿着鞋跟高度适当的鞋，不仅可以使背部线条挺直，还可以达到吸震的目的。我们通常建议穿鞋跟高度为 3~5 厘米的鞋，不要穿完全没有鞋跟的鞋。鞋子应该有足弓、气垫的设计，因亚洲人的脚板较西方人的四方，所以鞋子前面的楦头要宽松。美国足部医学会就建议，男鞋以半寸（1.3 厘米），女鞋以一寸（约2.6厘米）高度的粗跟鞋为最佳鞋款。若为了其他原因需要穿着鞋跟较高的高跟鞋，其高度最好不要超过5厘米。此外，除非是扁平足，一般人应选择有足弓设计的款式，以协助分散重量，有效减少足部受伤的概率。若是不容易买到有足弓设计的鞋款，可以选择将足弓软垫贴在足弓处，也不失为一个变通的方法。在鞋面选择上，则以鞋底面积较大较平的、稳定性较高同时可预防跌倒的为佳。旧鞋若是磨损太严重，也容易造成身体倾斜，重心不稳，就应该丢弃。若是夏天穿着夹脚凉拖鞋，则建议连续穿着时间不要过长，最好穿一天休息一天。

选双适合自己的鞋子

除了上述提及的一些选鞋应该注意的事项外，还有一些其他的小常识要跟大家分享。

1. 合适的鞋不需要"磨合"期：很多人误认为新鞋都有"磨合"期，穿一段时间后自然能合脚，这是不对的。买鞋时不能让脚适应鞋，而应该让鞋适应脚。质量好且合适的新鞋穿上后就会很舒服，不必经过痛苦的忍耐。

2. 鞋子比脚多一根手指的空间：选鞋时以最长的脚趾抵住鞋子顶端，后跟留一根手指的宽度最为好（别忘了袜子也有厚度），太大或太小都会穿得不舒服。

3. 人的双脚有时大小不一样：选鞋时要以较大的那只脚为准，试穿时一定要站起来走几步，看看两只鞋是否都合适。

4. 运动鞋并不适合所有运动：由于运动常需要跑、跳，所以运动鞋的鞋底必须富有弹性。如果发现鞋底软胶早已过度损耗，失去保护作用，就该马上换鞋。另外，不同的运动应选择不同的鞋。跑步时适合穿慢跑鞋，鞋子要大一号，以保证双脚能充分舒展；打网球时，因有较多的停、扭等动作，鞋面应厚实；打篮球则因为转跟、跳跃、冲撞较多，鞋帮要偏高一些，以给予关节更好的保护，降低扭伤脚踝的概率。

潘教授
小叮咛

鞋子的好坏因人而异，不能用同一套标准来看。例如，气垫鞋对某些人来说就不一定有益健康。当脚有变形的情况发生时，就不适合选择太软的鞋子，好比一个人腰椎有塌陷问题时，睡太软的床就会塌陷得更厉害，腰就会更痛。鞋子也是一样，双脚原本已经内倾或外倾，若再穿太软的鞋，内倾或外倾就会更严重。不过，若是骨头突出，或是有比较严重的高弓足，以及糖尿病患者，因为他们脚部血液循环不好，就不适合穿较硬的鞋。同时，容易产生溃疡的病人，也比较适合穿软底的鞋。

第2课　你喝的水健康吗？

我们常常听人说每天要喝2000毫升的水才会健康，可是我们喝的水如果不干净，喝多了反而容易让身体得病。所以要怎么判断我们喝下去的水是安全无污染的，这正是我们在健康把关方面极需重视的一环。

小叶一天到晚不但把"多喝水有益健康"这句话挂在嘴边，还真的身体力行，瓶装矿泉水、办公室里饮水机的水、桶装蒸馏水，一有水就迫不及待先灌两杯，还不时嚷嚷"女人是水做的，怎能不多喝水？"同事小张半开玩笑地问："自来水也喝吗？"不料小叶竟说："有何不可？"可把小张吓了一大跳，不禁想问，这样喝安全吗？

想想看，你有过以下的经验吗？你的答案是肯定还是否定的？你有无生饮过自来水？你直接将自来水煮沸吗？是否使用净水器过滤？过滤后的水还需要再煮沸吗？是否只喝瓶装水（矿泉水）？这些问题都是在提醒你，喝下肚的水安全吗？

台北市自来水公司 2007 年对台北市民饮水习惯的调查显示，93%的市民认为自来水不可以生饮；30%的市民直接将自来水煮沸；51%使用净水器过滤后才使用，其中41%的人还会将过滤后的水再煮沸，表示这41%的人对水的质量要求相当高，除了净水器外，还要再煮沸才敢喝；15%的人则只喝瓶装水。

矿泉水真的安全吗？

一般人普遍存在这样的想法：矿泉水含有丰富的矿物质及微量元素，喝了矿泉水能健康养生，这是真的吗？有理论上的根据吗？我们先来了解矿泉水的成分和其处理过程。矿泉水是指从地底深处自然涌出，或经人工挖掘未受污染的地下水，含有丰富的铁质、钙质、钠和镁等成分。在处理过程中，不得添加矿物质、二氧化碳，必须是纯粹从地底涌出，不需要人为加工、滤净水质的才可称为"天然矿泉水"。

国际上对矿泉水有一套认定标准，符合国际标准的才是经认证达到饮用标准的矿泉水。海拔 50 ~ 2 500 米的为泉水，2 500 米以上的才是山泉水，且方圆 10 公里以内不可有水质污染的变因存在。另外，泉水必须自然涌出，经过其他岩层过滤，经化验确实含有丰富的天然矿物质。矿泉水包装的规定也很严谨，必须在产地直接包装，而且封罐最好是在 24 小时内完成以确保罐内无菌、无污染，水质需要经 10 年左右不断检验，以确定矿物质的量，并获得国际水质协会标志后，才能证实其稳定性。

而市面上售卖的包装水或盛装的饮用水，其水源的水质管理都必须遵守饮用水管理条例的标准，而容器、包装与制造过程的卫生、标示、广告及水质的查验，都必须依照食品卫生管理法的规定。若大家想要购买包装水，建议选购经过质量认证的包装水。

很多人认为矿泉水中含有丰富的矿物质，对人体有益。但是人体日常所需的维生素及矿物质，从天然的食物当中就可以获得足够的补充，不需要再从水中获得。不过水是人体结构中占比例最大的成分（约60%～70%），人体器官组织和血液都需要水来运作以及平衡，缺水会造成人体器官组织病变、老化，严重者会威胁生命。所以适量喝水（每人每天约2 000毫升）不仅可以预防许多疾病的产生，比如尿酸、结石、中暑、感冒等，还可以排毒，促进新陈代谢。但由于盛装矿泉水的容器又分为塑料瓶及玻璃瓶，而塑料瓶问题较多，所以如果个人习惯要喝矿泉水的话，使用玻璃瓶装水是比较环保与安全的。

自来水可能存在的隐忧

既然喝矿泉水并不意味着百分之百安全，那么家中的自来水呢？家用饮水也有一些问题需要注意，例如有时会有杂质、泥土等异物入侵，长途的配送管线、老旧水管、水塔久未清洗造成细菌及病毒的滋生，这些因素都可能导致饮用后引发疾病。

近来自来水最常被讨论会影响健康的三卤甲烷有四种，即氯仿（$CHCl_3$）、溴仿（$CHBr_3$）、二溴一氯甲烷（$CHBr_2Cl$）和一溴二氯甲烷（CH_2BrCl）。出现这些物质的原因是因为自来水在加氯消毒的过程中，氯会和水中有机物（细菌和病毒等微生物）发生反应，生成以上物质。三卤甲烷会影响人体的健康，尤其是氯仿，一来它的浓度最高，影响也最大。氯仿会使中枢神经衰退，还会影响到肝脏、肾脏的功能。但根据日本大阪市丰野净水场场长木尾野胜司的研究及相关部门的实验显示，自来水在煮沸的过程中，三卤甲烷会随着温度的增加而增加，到了100℃水沸腾时会达到最高点，若在这个时候打开锅盖或壶盖继续煮沸3～5分钟，则三卤甲烷的含量会大幅减少。因此建议开水煮沸后，要打开盖子3～5分钟，这样，挥发性的三卤甲烷自然就会蒸发掉。

台北市环保单位会不定时对自来水水源水质、自来水直接供水点、自来水直接生饮点、饮水机、水塔水质等进行抽验，检验项目有浊度、色度、大肠杆菌群、总菌落数、硬度、氨氮、硝酸盐氮、亚硝酸盐氮、铁、锰、银、铜、锌等，并受理市民饮用水检测服务。

正确煮水安全无虞

一般较常用的消毒法是煮沸法。如上所述，水煮沸后应再续滚几分钟，然后掀开壶盖，掀开壶盖前最好先开抽油烟机，以便抽取掀盖时三卤甲烷挥发出来的气体，避免直接吸入。

其次，注意勿把生水直接加入热水瓶中煮沸。可先将水煮开后，再倒入热水瓶，如此可避免氯和三卤甲烷累积其中。另外，煮过开水的锅或者水壶，其内壁可能残留水垢，为了健康起见，建议煮水前先刷掉锅内残留物。对于难以清除的白色锅垢，可以用醋浸泡一晚，隔天就可看见水垢与器具分离，因为醋酸可帮助软化水垢中的钙质。

简介各种净水设备

台湾地区的饮用水总的来说质量良好，但是由于多数自来水公司采取传统方式来处理用水，仅对细菌类及泥沙等粒状物有去除效果，对于大多数人仍然在意的口感性及透明澄清度则无法尽善尽美，引起一部分人的疑虑，也使得不少厂商致力于开发能净化水质的新方法和新工具。为增加饮用水的口感舒适程度及安全性，净水设备就成为许多人的另一个选择。

为了饮用水的安全，有不少的净水设备可用来净化水质，包括电解水机、RO 逆渗透、紫外线杀菌、精密陶瓷、中空丝膜过滤、煮沸等，下面简述各种方法的原理，供读者参考。

电解水机：机器内有两根金属或碳棒（即电极），通电后，水（H_2O）被电解，氢气在阴极形成，氧气则在阳极形成。带正电荷的离子（如溶于水中的矿物质钙、镁、钾、钠等）向阴极移动，就是我们所喝的碱性水。而带负电的离子（如添加在自来水里的氯）则被排于阳极的酸性水中了，不建议饮用。

RO 逆渗透：在原水端加压，使纯净的水分子得以穿透薄膜产生纯水，同时阻止各种杂质及有害物质穿透薄膜，并将这些含有杂质的废水予以排放。

紫外线杀菌：利用灯管产生的高能量短波紫外线，破坏细菌与病毒的生命遗传物质（DNA），使其无法繁殖而死亡，藉此消灭水中的细菌、病毒和藻类。

精密陶瓷：能过滤细小微生物及滤除大肠杆菌、霍乱菌、沙门氏菌、痢疾菌等。内径填充颗粒抗菌活性炭，能吸附杀虫剂、农药、臭味、异色、氯、三卤甲烷、有机化学物等并抑制细菌生长。

中空丝膜过滤法：是用机械筛分的物理原理来过滤，以膜两侧的压力差为驱动力，中空丝膜为过滤介质，在一定压力下，当自来水流经膜表面时，中空丝膜表面密布许多细小的超微细滤孔，只允许水及小分子物质通过而成为净水，而自来水中体积大于膜表面超滤微孔之物质，则被截留在膜的微孔内。被截留在微孔内的物质可以从自来水龙头冲洗排出。

市面上出售的净水器琳琅满目，各有其功能与优缺点。大家应先了解居住区域水质的来源，考虑水质状况及个人经济与维护能力，选择具有完善操作和维护手册及良好售后服务的净水器厂商购买净水器，并依照操作程序及维护手册进行维护管理，才可以使全家享受到安全且质量良好的水。

第 3 课　全台湾有 800 万人过敏，惊人！

全台湾约 800 万人有过敏体质，且过敏人口的数字还在迅速攀升，很多人谈过敏而色变。到底诱发过敏的原因有哪些？该怎么做才能远离过敏呢？

小江早上起床后，每天都会上演一出打喷嚏的戏码，甚至严重到鼻子充血，曾经边打、边咒骂、边计数，最高纪录 198 次！从小到大摆脱不了过敏性鼻炎的纠缠，工作后应酬多，抽烟喝酒，又增加了过敏性气喘，小江似乎和过敏结下了不解之缘。据说，过敏是现代人最头痛的文明病之一，似乎是越发达的国家，过敏体质的人数就越多。2003 年台湾地区"气喘卫教学会"徐世达理事长指出，台湾地区约有 200 万过敏儿，包括气喘、异位性皮肤炎，其中以气喘因可能会导致死亡而最为严重。根据 2005 年的一次访问调查发现，台湾人的气喘发病率为 2.2%，即约有 40 万人患有气喘。而台北"市立联合医院"在 2009 年的调查显示，小学一年级学童气喘罹患率就高达 20.74%。而气喘人口当中，约有 50%～70% 伴随有过敏性鼻炎，台湾地区过敏性鼻炎的发病率约为 20%～30%，且有逐年上升的趋势。

何谓过敏？

所谓的过敏反应，就是当有外来的非病原体接触到身体，比如花粉或灰尘，身体本来不应该产生任何激烈的反应，但因为身体太过敏感（过敏），所以免疫系统打算全面抵抗这些非病原体，这时就会开始一连串的反应。而过敏是属于过度免疫反应的一种疾病，大部分的过敏先是因为身体曾经接触过过敏原，然后对于过敏原已经产生了特异性的抗体（IgE），当第二次再接触的时候，体内的肥大细胞（Mast cell）或嗜碱细胞（Basophils）便会释出大量发炎物质，造成微血管扩张而增加血管通透性、发痒、平滑肌收缩等情况。比较轻微的过敏反应可能无症状，也可能会打喷嚏、流鼻水、流眼泪、皮肤痒等，严重者则可能休克死亡。

遗传、免疫力下降及环境因素会诱发过敏

过敏会在人体不同的部位引发反应，反应在鼻子部位称为过敏性鼻炎，症状有打喷嚏、流鼻水、鼻塞等，反应在眼睛则会有过敏性结膜炎，造成眼红、眼痒、流眼泪的症状；气管过

敏则容易有胸闷、呼吸不顺、气喘；皮肤过敏除了痒，还有起疹子、脱屑、皮肤粗糙并形成瘢痕的现象，异位性皮肤炎就是其中一种。甚至胃肠也有可能过敏，过敏性肠胃炎可能会引发拉肚子、便秘等不适症状。

过敏造成身体不同部位的不适，其发生可能有以下演变顺序：婴儿时期常会发生过敏症状的部位在皮肤及肠胃道。肠胃道主要是由于牛奶蛋白过敏引起呕吐、腹泻、腹痛、体重不增等症状，近来强调喂食母乳或配方奶，已降低因牛奶导致的过敏情况；皮肤过敏主要是在双颊及前额出现干燥脱屑的红疹，因为剧痒导致小孩子容易将瘙痒部位抓破皮，形成皮肤粗糙瘢痕，一般常见为异位性皮肤炎。具有过敏体质的婴儿，再大一点可能就会出现呼吸道的过敏，比如过敏性鼻炎、气喘等症状，这些过敏性疾病也有可能同时发生。

引起过敏的原因包括本身体质（遗传）、免疫力下降、环境因素、心理因素等。若环境并没有引发过敏的物质，即使有过敏体质，也不容易出现过敏的症状。然而现今环境中有许多物质都会从不同渠道造成过敏反应：

1. 从鼻子吸入：比如尘螨、狗毛、猫毛、花粉、空气污染物等，会因鼻子吸入诱发过敏反应。

2. 从嘴巴吃下：蛋类、虾、蟹、花生、食品添加物等食物或药物消化吸收到血液后诱发过敏反应。

3. 由伤口进入：药物注射或被蜜蜂蚊虫叮咬也会诱发过敏反应。

4. 皮肤接触：碰触清洁剂、化妆品等化学物质导致皮肤出现过敏症状。

5. 温差过大：季节转变，天气不稳定，或早晚起床时，也会诱发过敏反应。

6. 压力因素：工作环境或生活环境造成压力大，情绪低落等，也有可能导致过敏发生。

尘螨是最大过敏原

根据统计，我们常见的过敏原里，尘螨排第一位，带壳的螃蟹及虾子，分居过敏原排行的第三、第四名，其他如狗毛、猫毛、蟑螂、真菌也都是过敏的来源之一。日常生活中常见的过敏病名及症状如下：

病　名	症　状
过敏性鼻炎	打喷嚏、流鼻水、鼻塞、鼻痒。
气喘	咳嗽、胸闷，呼吸有杂音。
异位性皮肤炎	皮肤痒且干燥脱屑，常分布于手腕、肘弯、眼角内侧、脚踝，易反复发作。
荨麻疹	皮肤突发的红肿块、痒疹。
食物过敏	吃过某类食物后不久，出现红疹、发痒，或成片状的荨麻疹。其严重性与吃下的食物的量成正比。

有些人的过敏反应较为轻微，因此不太在意；有些人因为过敏症状严重，很清楚地知道对什么物质过敏。如何知道自己对什么物质产生过敏反应呢？可以到各大医院进行常见的过敏

原检验。但过敏原并不局限在医院所检验的项目当中，当你知道自己有过敏反应的时候，首先要了解自己是由于哪个原因引发过敏反应，然后才能进行预防。若是因为吸入尘螨、灰尘等，家里环境的卫生清洁就很重要，要定期更换床单、被套、窗帘、地毯等；若是食物造成的，就要避免摄入相关的食物。换季的时候戴口罩；避免空气质量不佳的时候出入公共场所；可以通过培养兴趣、运动或常晒太阳等方式减轻压力或缓解情绪低落的现象。综上所述，我们可以得知"对症下药"的重要性。

对抗过敏十四招

要远离过敏困扰，我们可以从内外两方面着手。

内在方面，主要是养成正确的饮食观念，总结起来有六大招：

1. 应少量、均衡摄取多样的食物，不要老是吃某几种。

2. 减少高油脂食物，多摄取有抑制发炎效果的OMEGA3脂肪酸。

3. 加热后再吃：容易引起过敏的成分如蛋白质，加热后会减少过敏机会。

4. 购买食品时看清营养标识：避免过敏食物、人工添加物。

5. 摄取足够的维生素A、C、E。

6. 多喝水，少喝含糖、冰冷饮料。

外在方面，指的是外在生活条件及态度，可总结为对抗过敏八大招：

1. 远离尘螨、花粉等过敏原。

2. 保持干爽的居家环境，减少真菌孳生。

3. 要穿透气、吸湿力好的纯棉衣物，避免羊毛等动物或化学纤维，洗涤时少使用漂白剂、柔软剂。

4. 多运动。

5. 不抽烟喝酒，远离二手烟。

6. 规律作息少熬夜。

7. 多做腹式呼吸（少用嘴巴呼吸），有助正、副交感神经正常运作，避免内分泌失调诱发过敏。

8. 若有过敏疾病应遵从医嘱服药。

潘教授小叮咛

当过敏急性发作时，应立即就医，遵医嘱服药，迅速降低发炎反应。根据医学研究发现，若组织长期存在发炎的情况，对全身器官都会产生不良影响，不可等闲视之。若医生开类固醇之类的药也不用太担心，在正规医院专业医生的指导下服用，不会有问题。媒体报导很多类固醇的负面消息，都是自行服用或服用来路不明的中药引起的，不要混为一谈。

第 4 课　不可小觑的"飞蚊症"

盯着计算机长时间工作的你，如果某天竟发现在眼前出现了数个小黑点，用手挥也挥不去，并且小黑点逐渐地变大，成为像蜘蛛网一样的黑影在眼前移动，那么你有可能得了俗称的"飞蚊症"。

"飞蚊症"产生的主要原因是玻璃体中有部分液化，变成了混浊的悬浮物所致。凡眼前自觉有各种不同形状、大小的黑点或丝状、泡状、块状飘浮物，而且随眼球转动飞舞，有时像蚊子在飞，有时像蚂蚁在爬，伸手却抓不到、打不着，这种恼人的现象称为"飞蚊症"。

"飞蚊症"其实是玻璃体混浊

要了解"飞蚊症"，首先要了解什么是玻璃体（Vitreous Humor）。玻璃体是由水性蛋白质组成的一种胶状物质，它充满了眼内的空腔，有支撑视网膜（Retina，视物的神经膜）贴附于眼壁的作用。正常的玻璃体是透明的，当我们视物时，光线通过瞳孔，穿过透明的玻璃体，到达视网膜后产生视觉。所以，玻璃体是眼睛很重要的光学媒介。当视网膜和玻璃体发生改变时，眼内脱落的细胞或者蛋白质的分解产物进入到眼内玻璃体中，就产生了视觉中的漂浮物。所以，医学术语的"飞蚊症"实际上是玻璃体混浊。

"飞蚊症"的类型一般可分成生理性及病理性两类。生理性"飞蚊症"指的是：单纯由于年龄老化或高度近视后，玻璃体液化形成混浊点，虽然造成视觉困扰，但不致影响视力减退。病理性"飞蚊症"指的是：因为眼球内部发生病变，如睫状体炎、葡萄膜炎、玻璃体出血、玻璃体剥离、视网膜病变、眼球内有异物或寄生虫等引起，此类"飞蚊症"会影响视力，其严重程度依病情轻重而有所分别。

"飞蚊症"的成因可以略区分成下列三大项：

1. 玻璃体液化

大部分的"飞蚊症"都属于这一种。据统计，年龄 20 ~ 29 岁者，有 15% 发生玻璃体液化。而 70 岁以上者，液化比例则超过 70%。其形状可以是圆形、椭圆形、点状或线状。

2. 视网膜出血

由于周边性视网膜变性造成。在高度近视或家族遗传者身上较易发生，发生视网膜裂孔的同时还可能波及旁边的血管，造成血管的破裂流血，因此在玻璃体中造成点状或大片黑影出现，严重的还会造成后续变化引起视网膜剥离。

3. 眼内发炎

因视网膜血管或眼内其他组织发炎而引发玻璃体发炎，有大量的白细胞渗出玻璃体，此类粒状浮游物也会造成"飞蚊症"。此症状发生时，经常会看到一大片且非常浓厚的黑影而严重影响视力。

"飞蚊症"其实代表很多疾病的症状，从毫无威胁性的胎生期血管组织系统之残留物，到最严重的视网膜病变都有可能，包括：

a. 变性的疾病，特别是近视患者及老年人。

b. 炎性病变的睫状体炎、葡萄膜炎。

c. 玻璃体出血，如糖尿病患者。

d. 玻璃体剥离。

e. 视网膜病变。

f. 眼球内异物或寄生虫，种类繁多。

"飞蚊症"的高危人群

那么哪些人是"飞蚊症"的高危人群？凡符合下列条件者就要格外当心了。

1. 眼睛老化，常发生于 40 岁以上的中老年人。

2. 高度近视患者。

3. 有家族遗传史者。

4. 做过眼睛手术，如白内障。

5. 接受过"铒雅各布激光"手术者（Er-YAG laser）。

6. 眼内发炎或视网膜血管病变患者。

已经产生的"飞蚊症"，目前并没有特效药物或治疗方法可令其消失。眼睛是灵魂之窗，平日要多留意身体给我们的"暗示"，如有下列征兆，请尽早让合格的眼科医生作检查。

1. 伴有视力的严重减退、视物变形或扭曲。

2. 伴有眼睛发红、疼痛、畏光及泪水分泌过多。

3. 伴有高度近视或糖尿病、高血压等全身性疾病。

4. 伴有固定的视野缺损，或似帘幕状的黑影。

5. 伴有闪光性幻视，即闭眼或眼球转动时有光点、光圈、闪光或发光物体的感觉。

6. 突然且快速大量出现黑点，或突发性的飞蚊现象。

"提早发现、及时治疗"是"飞蚊症"的最佳治疗方法，因为一般人察觉自己视力受到影响时，视神经已经受损 40% 以上。因此建议 40 岁以上的人每年应定期进行眼科检查。"飞蚊症"有时会阻碍清晰的视线，尤其是在阅读时，此时应尽量将注意力转移到其他事物，不要一直去寻找它的踪影，这样通常可减少"飞蚊症"的困扰。

1. 对眼睛非常有益处的叶黄素（Lutein）为一种天然存在于蔬果中的类胡萝卜素，如甘蓝菜、菠菜、芥菜、叶状莴苣、绿色花椰菜、玉米等蔬菜叶片中；奇异果、葡萄、柳橙汁、绿皮胡瓜以及数种南瓜中，含有30%～50%的叶黄素，平日可多食用。

2. 另外，眼睛也要防晒，从事户外活动一定要准备遮阳用具及确实具有抗紫外线功能的太阳镜（灰色、褐色最佳），防止蓝光对眼球造成伤害。

第5课 破解十五大网络健康谣言

每天都会收到很多健康知识的转发邮件，有些看起来好像有道理，有些则像是以讹传讹。这些网络流传的健康观念到底是真是假？

上班与计算机为伍，下班回到家仍旧到计算机桌前报到，一头栽进虚拟空间……信息科班出身的 David 是资深网民，一天到晚都离不开计算机，实在是网络世界太迷人，"什么都有，什么都不奇怪"，悠游其间宛如逛大观园。David 最近收到不少转发的健康宝典，有的言之成理，有的不禁让人想问"真是这样吗"？后经整理提出十五问，请教专家学者，用科学理论一一解答疑问。下面是求证后获得的正确答案，与大家一同分享。

十五大健康谣言——饮食篇

1. 睡觉前喝太多水，脸和眼睛会水肿？

潘怀宗教授说，"只要身体健康，就不会有问题。" 当然睡前不要喝太多水，只要适量喝水就好，大约 100～200 毫升的水就可以了。有些人早上起来会水肿是因为体质问题，不必过于担心。水是身体内促进新陈代谢最重要的物质，睡觉时人体仍会排汗，所以睡前补充一点水分是有必要的，隔天起床时嘴和喉咙也不至于太干。但是不要喝茶，因为茶有利尿作用，反而会排出比喝下去更多的水分，造成反效果。另外也不建议喝饮料，因为喝下含糖饮品后身体可能需要更多水分来代谢，反而会更缺水哦！

2. 蜂蜜比糖还要好，多吃不会变胖？

潘教授说，"蜂蜜的热量和砂糖差不多。" 而且有些蜂蜜产品在制作过程中，可能还会加糖加料。蜂蜜的成分大约 35% 是葡萄糖，40% 是果糖，这两种糖都可以不经过消化作用而直接被人体所吸收。蜂蜜还含有与人体血清浓度相近的多种无机盐、维生素和矿物质，养颜美容又助消化。

3. 茶饮料真的可以让相扑选手变成"麻豆男"吗？

谢宜芳营养师说，"功效有限。" 茶叶中含儿茶素与咖啡因，具抑制脂肪分解酵素与增加新陈代谢率的功效，但效果不像广告宣称的那么夸张。研究显示，连续喝 3 个月所谓"减肥茶"，减不到 3 公斤。另外，尽管茶可能抑制消化酵素作用、促进脂肪氧化，但是减的并非是已经存在于身体里的体脂肪，而只是减少了刚吃进去的热量转化成体脂肪。真要减肥，还是必须"少吃多动"。

4. 孕妇临盆喝茶易难产?

谢营养师说，"可少量喝但不要喝浓茶。"热性体质的孕妇应该喝凉性的茶，比如绿茶、青茶（如铁观音）、花茶等，这些茶有清热降火、疏肝解郁、理气调经的功效。而对于体质虚弱的孕妇，可以适当喝一点温性茶，比如红茶、普洱茶，既能增加能量，又能补充营养。孕妇无论选择什么茶叶，都要忌喝浓茶，因为浓茶里含有过量的咖啡因，会使孕妇更加兴奋，给胎儿带来过分的刺激。

5. 多吃黑木耳血脂血糖变正常?

潘教授说，"控制血糖还是药有效。"黑木耳热量低且含有丰富的矿物质和维生素，另有抑制血液凝固的物质，有助缓和冠状动脉粥状硬化，防止血栓形成。黑木耳具有多醣体及水溶性纤维，可使肠道的好菌增加。它含有的非水溶性纤维可以帮助排除肠道废物，并可与肠道脂肪键结，减少肠道对脂肪的吸收，并且会增加饱足感，适合需要控制热量的高血脂血糖的人，但容易腹泻者不宜多吃，以免症状更加严重，有凝血问题者也不宜过量吃。

6. 吃勾芡食物会中毒，对身体有害？

谢营养师说，"危言耸听，勾芡不是毒而是热量高。"勾芡的食材，通常由土豆粉、玉米粉或地瓜粉混合制成，属于淀粉类，热量也就不容小觑。勾芡食物本身热量即较一般食物高，吃多了可能会变胖，对于不常运动的人来说，会造成负担。另外，勾芡食物也需要加入大量的调味料，否则淡而无味，如何能好吃？这样一来就会摄取过多盐分，将增加罹患高血压的风险，也会加重肾脏负担。

十五大健康谣言——医疗篇

7. 维生素不能和西药一起吃，但和中药一起吃则没关系？

潘教授说，"如果正在吃中药或西药，吃完药后隔2个小时吃维生素比较好，以免影响维生素的吸收。"人们通常不会将维生素和西药一起吃，却习惯和中药一起服用，直觉上认为中药非常温和，其实这种观念是不对的，和中药一起服用更有可能影响其吸收。中药和西药的有效成分都是化学物质，间隔开来比较好。

8. 宝宝发烧会变笨？

潘教授说，"烧坏脑子不是温度而是脑膜炎的病毒或细菌。"发烧只是一种症状，不是"病"。发高烧本身是不会使"脑筋变坏，智能变差"的，只有脑炎、脑膜炎等疾病的病毒破坏神经细胞，才会伤及智能或感官机能，而非发烧把人烧笨、烧聋了。无可讳言的是，人体脑部细胞的基本成分是蛋白质，若体温升高到42℃以上（中暑休克，非发烧），蛋白质就会变性，从而可能导致脑细胞受损。但一般感冒的病毒感染若未造成脑膜炎或脑炎，其高烧不会超过40℃，应不需担心，但孩子发烧时，家长还是应该找专业的医生诊治。

9. 可以用维生素 C 来预防感冒？

潘教授说，"预防感冒还是勤洗手。"芬兰赫尔辛基大学研究人员对 11 000 多名每天服用 200 毫克维生素 C 的人进行了为期 60 多年的分析研究，结果发现，他们罹患感冒的次数与没有服用维生素 C 的人一样多。

10. 感冒喝沙士（类似于可乐的饮料）加盐（蛋）会好？

沙士加盐（蛋）治感冒或喉咙痛，是老一辈人传下来的偏方，几乎人人都知道。或许是心理作用，不少人都认为这个偏方有效果，但事实上并没有医学根据。另外，喉咙痛即表明喉咙黏膜已破损，若再喝加盐沙士，无疑是在伤口撒盐，会让喉咙更不舒服。

11. 肌肉不用会变成脂肪吗？

肌肉就是肌肉，脂肪就是脂肪，肌肉不会直接变成脂肪，脂肪也不会直接变成肌肉。一旦不锻炼，肌肉只会缩小（蛋白质流失），没有之前发达，代谢能力也随之降低。身体燃烧热量的能力减低，多余的热量就容易累积成为脂肪，堆积在肌肉外面的脂肪层，使脂肪层变厚，让人误以为是肌肉变成了脂肪。

12. 摇呼啦圈真会让子宫下垂？

谢营养师说，"关联性不大。"不过如果摇的方式不当，也会造成运动伤害。许多人以为呼啦圈越重，减肥的效果越好。其实不然。太重的呼啦圈反而容易造成脊椎和内脏受伤。曾有案例记载，有女性因为不停地扭转身体摇呼啦圈，结果造成子宫附件（指连接在子宫两侧的卵巢和输卵管，以及上面的一些韧带）的伤害，导致一侧的下腹痛、轻度的白细胞上升及发烧、恶心、呕吐等症状，是妇科急症之一，需特别小心注意。

十五大健康谣言——生活篇

13. 吃饱饭立刻睡午觉容易罹癌？

潘教授说，"目前没有这样的医学证据，防癌最好的方式还是多运动、多吃蔬果、规律生活、戒烟，远离罹癌的危险因子。"睡午觉在热带地区是很多人的生活习惯，虽说一吃饱马上睡午觉可能会胀气，对代谢循环不好，但是与癌症并没有直接的关联。

14. 用手机通话会有辐射影响脑部健康？

潘教授说，"有待研究。"目前没有可信服的科学证据显示非游离性电磁波会对人体产生负面影响，不过欧洲有电磁波症候群。当然，电磁波不仅只有手机会发出，所有家电用品都会发出电磁波。尽量减少暴露量是对的，但不是只针对手机。

15. 坐月子和月经期间不宜洗头？

谢营养师说，"因人而异。"中西医一致认为，月经期不宜用冷水洗头，如果用热水洗，洗头后立刻将头发吹干则无妨。在生产之后，因为要排出多余的水分，产妇的毛孔洞开，如果骤然用冷水洗头或洗头后吹到冷风着凉，会使身体整体的温度降低，血管收缩，对身体造成不利影响。所以一般民间流传下来的说法是坐月子不能洗头吹风，意在让产妇小心保养，而非真的不能洗头。

潘教授小叮咛

网络信息因为传输快速、转发方便，以致许多似是而非、毫无科学根据的理论与信息就此广为流传，传多了、传久了自然就有人深信不疑。在此要郑重呼吁大家，如果有任何食品或医药问题，请直接请教专业的医师、药师、营养师或护理人员，千万不要道听途说、以讹传讹，害了别人也伤到自己。

第6课　网络流传的健康知识疑问，逐一破解

"喝辣鸡汤能将痰咳出来，可乐加上味精可以帮助睡眠……"网络上以讹传讹的偏方何其多，每一个看来都像是有科学根据。我们特别搜集了几个大家容易觉得似是而非的观念，提供正确的健康知识。

讨论一：省电灯泡含汞毒，打破会得病？

根据英国卫生部对节能灯泡提出的三个警告：1. 因为灯泡含汞（毒），吸入会造成偏头痛、定向障碍和不平衡。2. 触摸与吸入会诱发皮肤癌。3. 打破灯泡快离开房间至少15分钟。

正确解释　省电灯泡内的变压器分为两种，传统的变压器产生的光闪烁恰巧可以被人眼察觉，因此长期在此种光线下面的人容易产生疲劳或恶心，可能会有偏头痛的问题，但是偏头痛与省电灯泡并非有直接关联。至于台湾地区市面上销售的

省电灯泡大部分均是高频电子变压器，在发光稳定性方面不会有这些问题。

会得皮肤病多半是对光敏感体质者因为长时间光线照射所致，并非通过触摸与吸入。但英国提到的情况应该是灯管的涂布技术与品管不佳，也就是灯管内的荧光粉涂得不均匀或留下未涂荧光粉的透明玻璃部分，产生紫外线外泄才导致皮肤受伤与可能的皮肤癌。据统计，市面上每个省电灯泡内的汞含量非常少，约只有 4 或 5 毫克，即便打破也不会对身体造成伤害。若真的不慎打破，正确的处理方式应该是马上掩住口鼻，将门窗打开通风，然后戴上口罩，清理玻璃碎片，接着用报纸包好破碎的灯具，密封在容器或是塑料袋里面，外面写上"破碎灯管／灯泡"，再交给清洁人员或废品收购人员回收。

讨论二：黑皮肤比较不容易罹患皮肤癌？

一般人认为白皮肤对阳光的承受能力较低，所以容易长斑，容易产生皱纹，也老得更快，甚至比其他肤色的人更容易得皮肤癌，黑皮肤则不易罹患皮肤癌。

正确解释 日光所产生的紫外线是引起皮肤癌的主要因素，大约有 90% 是在身体暴露的部分发病，如脸、颈、上肢等。皮肤颜色深浅与皮肤癌有密切关系：浅肤色的人，发生皮肤癌的机会较多。白种人容易发生日旋光性晒伤，长期日晒也较容易患皮肤癌，包括基底细胞癌、鳞状细胞癌和黑色素瘤等。而黑种人则很少发生皮肤癌。由于紫外线是促进黑色素细胞分裂、加速黑色素合成的最主要因素，因此，避光防晒是减少黑色素形成的最重要措施。

讨论三：睡觉流口水是疾病信号？

一般人认为睡觉时流口水可能和睡觉的姿势有关。如果睡觉时压迫到唾液腺，就会流口水。睡觉流口水是疾病的信号吗？

正确解释　1. 口腔卫生不良：口腔里的温度和湿度最适合细菌的繁殖，牙缝和牙齿上的食物残渣或糖类物质的积存，容易发生龋齿、牙周病。口腔内的炎症则会促进唾液分泌。

2. 前牙畸形：凸面型牙齿畸形的患者，前牙向前突出较明显，常出现开唇露齿，睡觉时唇部很难完全覆盖前牙面，上下唇常自然分开，就容易流口水。这类患者最好尽快矫正牙齿。

3. 神经调节障碍：唾液分泌的调节完全是神经反射性的，一些神经官能症或其他可能引起神经紊乱的全身疾病患者，睡觉时可能出现副交感神经异常兴奋的情况，从而使大脑发出错误信号，引起唾液分泌增加。

4. 药物因素：服用某些抗癫痫类药物的副作用之一就是流口水，因此选择药物时需要注意。

讨论四：午觉睡多会缩短寿命？

根据以色列哈达沙大学医院的调查发现，经常午睡会增加心脑血管病变死亡率，缩短寿命。美国哥伦比亚大学的研究也认为，午睡使心血管压力迅速下降，而醒来后又迅速上升，容易发生心脑血管病变。

正确解释 目前大部分研究仍指出适当午睡对身体健康有益，午睡时间以 10 ~ 30 分钟最佳。但需注意，上班族习惯在桌子上趴着睡，需要注意压迫作用，建议可使用小枕头加以舒缓。而有胃食道逆流者，尽量减少趴睡为佳。无法午睡时，闭目养神也能起到十分好的效果。

讨论五：吃火锅不宜加蛋黄在酱料里，因为容易感染沙门氏菌？

吃火锅少不了蘸酱料，有人喜欢加入生蛋黄一同去蘸食物吃，这是十分不卫生的，因为蛋在形成过程中，细菌会从母鸡的卵巢直接进入蛋中。

正确解释 沙门氏菌感染症为食因性感染的疾病，亦为人畜共通传染病，主要因食入遭受动物粪便污染的食物而感染，一般临床症状多表现为急性肠胃炎。国外发生食用蛋品而致死的案例，均是病人或老人（身体状况较弱者），一般人如食用被沙门氏菌污染的蛋品，最多仅会引起食品中毒症状。另依据历年来的抽检结果，台湾地区产销的鸡蛋并未检出含有沙门氏菌的情况。不过，我们最好还是将生鸡蛋洗一下，以避免蛋壳上残留粪便污染，进而引起沙门氏菌感染。

讨论六：九层塔（罗勒）吃多了会致癌？

九层塔里有一种成分叫做 Eugenol，这一成分已经被证实会导致肝癌。而 Eugenol 的中文名称就叫做"黄樟素"！所以，不要再用九层塔煎蛋了！

正确解释 九层塔中虽然含有黄樟素，但依照一般人的食用量并不会有致癌的风险，且九层塔植物本身亦含有 D-limonene，它是一种抗癌物质。D-limonene（右旋柠檬烯）具有化学预防的作用，可以预防、抑制及复原癌症，包括胰脏癌、肝癌、肺癌及 UV 所导致的皮肤癌。可见九层塔还是有其益处的，国内也有九层塔及相关成分之抗病毒及抗癌研究的论文，里面提到九层塔对治疗病毒与癌症具有无穷潜力。套用一句潘教授常说的话，什么食物都可以吃，但要适量，不要过量。

讨论七：生姜可以治疗头晕、晕车？

姜可健胃，应是指姜促进体内代谢，连带帮助胃黏膜的血液循环。口含姜片可以治疗头晕、晕车。

**正确
解释**　　姜的确有预防晕车的作用，一般人可携带生姜粉、姜茶预防晕车。但若是痔疮病患，千万不可姜与酒同食，否则易使痔疮复发；眼睛干涩、易长青春痘、喉咙不舒服、肝病患者也都不适合食用生姜。《本草纲目》记载：姜辛而不荤，去邪避恶，生啖，熟食，醋、酱、糟、盐和蜜煎调和，无不宜之，可蔬可和，可果可药，其利博矣。换句话说，姜的好处颇多，特别是对现在的各种慢性疾病，有抵抗调和的效应。临床上，姜还有消除胀气、纾解消化不良的功效，搭配食物可去腥、解毒，不但好用而且实用。

潘教授
小叮咛

　　网络谣传姜汁能治秃头，其实是错的。涂抹生姜或是辣椒是想藉由其刺激性达到促进血液循环的效果。不过如果头皮的健康状态已经有问题，再受到这样的刺激，反而可能导致头皮受伤及严重落发的情况。许多人认为姜汁有许多功能，但是建议大家不要轻信网络流传的偏方，有病还是找医生较佳。

第7课　你的痣长对地方了吗？

在每个人的身体上，可能大大小小的痣加起来有几十颗，但你知道什么样的痣有可能会演变成恶性黑色素瘤吗？痣长在哪些地方要特别注意呢？

一名二十多岁，单身、刚退伍的男士，有一天发现脚底长痣了，本来以为是普通的痣而不以为意，后来发现脚底的痣颜色异常，周围不规则，赶紧求医。经医生诊断并切片检查后，确定脚底的痣已经病变为黑色素瘤，而且癌细胞已经扩散了……

皮肤是保护人体、调节体温的重要组织。由于皮肤经常曝露在外面，长期受到日晒，因此不仅容易老化，也可能因照射紫外线过多过久，促进黑色素细胞分裂，加速黑色素合成，因而产生不好的皮肤病变，其中恶性黑色素瘤即是最常听到的一种皮肤癌症，也是最严重的一种。

据统计，目前在台湾地区最常见的皮肤癌是占比40%的基底细胞癌，不过它恶性程度最低，也最容易治疗。第二名是占比20%的鳞状皮肤癌，稍微严重一点，比较容易扩散。最后，就是占10%的黑色素细胞癌，属于恶性的皮肤癌。由于恶性黑色素瘤形成初期我们常以为是普通的痣，所以容易被忽略，一旦发现时，癌细胞已经扩散，往往需要截肢。

定期检查身上的痣有无变化

一般的痣应该都是稳定没有变化的，我们可以依据下面五个口诀检查一下身体上的痣，如果有一种以上明显的改变，就应该尽快找皮肤科医生检查，建议先做外科切除，然后做病理切片，以免延误治疗的时机。

观察"痣"的 ABCDE 五口诀

口诀	症状
Asymmetry 不对称	痣的形状是否不对称。
Border　　边缘	痣的周围是否不规则。
Color　　颜色	痣的颜色是否产生变化。一般痣的颜色不会改变，假使发现有变深或变浅的情况，就应该注意。
Diameter　大小	痣的大小是否有改变。痣一般都不会太大，如果有超过0.6厘米的，就要小心。
Elevation　隆起	痣的表面是否有隆起。

除了观察痣的形状与变化外，痣最怕的就是受到长期摩擦、压迫，或受到外力的影响，进而产生病变。所以痣长的位

置是否容易受到外力干扰，也是我们应该注意的地方。

哪些痣需要特别注意？

需要特别注意的痣	说明
受到长期摩擦、压迫	长在戴胸罩处、腋下、腰部、胯下、脚底的痣，因为长期受压迫，容易产生病变。
快速变化	单一的痣，在短时间内快速产生外观、颜色上的变化。
长在特殊部位	长在手、脚或指甲下方的痣，变成恶性黑色素瘤的机会比其他地方的大。
长在黏膜部位	口腔黏膜、结膜、阴道、包皮翻出来部分的黑痣也容易产生病变。

应选正确的方法除痣

为避免痣因外力作用而产生病变，很多人就想用除痣的方法来避免日后产生皮肤癌，但这个观念不一定正确。尤其有些人会选择一些旁门左道的方法，例如用在市场看到的点痣方法来除痣，通常这种方法都是用腐蚀性药剂去除，既不卫生，又易受到感染，不但不能解决问题，还会衍生出其他的皮肤问题，不应轻易尝试。要杜绝皮肤病变，平时就应做好防晒工作，避免紫外线造成黑色素合成。

若担心身上的痣发生病变，应选择正确的除痣方法，且应由专业的医生来执行，常见的除痣法有激光及外科切除。

激光除痣：只是治表皮，必须确定痣没有病变才适合，否则会愈弄愈糟，除痣的目的是为了美观。

外科切除：目前推荐的除痣方法，是先做外科切除，并进行病理切片检查，及早发现问题，及早治疗。爱美的人士，可找整形外科或皮肤科医生动刀，伤口会较为美观。

人为什么会有痣呢？很多人都以为痣是在一出生时就有的。其实不然，除少数的痣是天生就有的，更多的痣是随着年龄的增长而长出来的，主要是跟体质有关。台北荣总皮肤科主治医师李定达指出，一般所谓的痣是指黑痣，学名是黑色素细胞痣。痣是痣细胞的聚集，一团一团地聚在一起，可能长在身体的任何部位。每个人身上或多或少都有痣，大部分的痣是后天的，青春期以后逐一出现。据澳洲的研究统计，11~30岁的男性，每人身上有73颗痣，女性每人有27颗，白种人可能较多，不过中国台湾地区并没有这方面的统计。

大部分的痣都是良性的，有人想去除这些痣主要是为了美观的问题。其实只有当痣出现了不正常的变化如前述的几种情况时，才有必要切除并做病理检查，看是否有恶性病变！

第8课 秃头真的有救吗？

秃头是所有爱美男士最大的噩梦。一旦童山濯濯，再怎么英挺的人，看起来也会一下子老 20 岁。秃头是否有方法预防呢？有挽救的可能吗？

不少正值中、壮年的秃头男性真的很羡慕女人拥有一头乌黑茂密的秀发，而且一般来说女人常常是等到老了的时候，一头秀发才变稀疏、变灰、变白。那么男性过早秃头的原因是因为男人拼事业应酬多、压力大吗？除了男性体质雄性秃的原因外，还有没有其他秃头杀手是我们所不知道的呢？秃头是不是可以挽救呢？

一般认为，男性型秃发是一种遗传性疾病。国外有学者打趣地对男人说："仔细选择您的祖先，以避免秃头。"一语道出了男性型秃发与遗传之间的关系。通过遗传学分析发现，秃发属于染色体显性遗传，所以就算基因型为杂合子时，男性也会表现出秃顶现象。而女性由于受到雌激素的保护，同时也缺少阻碍头发生长的雄性激素，因此一般女性较少发生大量脱发的情形。

男性雄性秃分为七阶段

除了因压力而产生的圆形秃（俗称"鬼剃头"）之外，一般男性雄性秃可分为七阶段：

第一阶段：发线没有后退、发量没有减少，是青少年的发线。

第二阶段：颞部即太阳穴上方，也就是所谓的前额左右两侧部位，发线轻微后退，后退距离小于2.5公分，属成人时期的发线。

第三阶段：前额左右发线后退明显，且持续后退，一般人能够认定到有掉发的情况，进而给予"秃头"的封号。另一种就是头顶掉发量增加，前额左右两侧部位掉发虽不明显，但发线可能缓慢后退。

第四阶段：前额两侧及发线的发量明显减少，头顶部位因持续掉发，已可见到圆冠状头皮，头顶与前额之间尚有部分浓密头发。

第五阶段：前额两侧及发线的发量更加少，头顶与前额之间已渐无头发。

第六阶段：头顶与前额已成为一整片掉发区。

第七阶段：整个头部仅剩马蹄状的一圈头发，后枕头部持续掉发，有头发的部分发量可能较为稀疏。

既然很多男性都有秃头掉发的问题，那么现在人们常用的秃头治疗方式有哪些？成效如何呢？

掉发治疗方法比较表

疗法	疗效	花费	缺点
生发液	可涂抹药物，帮助雄激素秃发者生发和减缓落发	每月约425元	部分病人有过敏反应（如红肿、灼热感）
涂抹药物	抑制秃发恶化，改善有限	每月约425元	高浓度有刺激性，需终生使用
口服药物	防止秃发恶化，部分改善	每月约425元	2%使用者出现性功能障碍、肝脏代谢问题，需终生使用，停药后继续掉发
植发手术	大幅改善秃发	约43～63元/株；数万元/次	需要手术取得自体头发，无法预防未植发部分继续掉发

头皮油腻和掉发并无绝对关系

健发中心常常以"头皮油太多堵塞毛囊会造成落发秃头"为由，营销各种清洁保养头皮的疗程用品。其实头皮油不油和掉发并没有绝对关系。例如雄性秃的人虽然多数头皮油腻，但造成掉发的原因是因为遗传和荷尔蒙等作用，并非头皮出油。也就是说，只要是雄性秃体质，就算头皮没有大量出油，一样掉头发。除非是严重脂溢性皮肤炎造成头皮发痒、发炎，不当搔抓头皮，或未经妥善治疗，才可能使落发情况加重。

听说有不少偏方可以治疗秃头，这是真的吗？

民间流传很多可生发（如避孕药磨成粉加入洗发精）或防止脱发、治疗秃头的偏方（如涂抹酒精、辣椒籽、姜汁甚至自己的尿液等），部分人可能感觉有效（或是心理因素），但并不建议大家使用，因为其疗效没有经过科学验证，且容易引起副作用（如头皮发炎、过敏）。

每天喜欢用发胶、发蜡的爱美人士得多注意，经常使用这些产品，很可能会提早让你顶上"无毛"！皮肤科医生提醒，长期喷些发胶在头皮上，会堵塞毛孔，很容易加重落发的情况。发胶的化学成分很伤头皮，天天喷更让头皮没有半点喘息空间，头发也就因缺少养分而随之掉落。

第9课 小便大学问：
从尿液的颜色、气味看健康

你曾经有过因为工作过于忙碌没有时间上厕所，而造成尿道发炎的情形吗？或者忙到没时间喝水，让尿液又黄又臭？很多人会忽视尿液所反映的身体症状。其实尿液的颜色、多寡、气味等，都可以作为健康的判断基础，因此，我们切不可忽视。

成年人每天的排尿量约是 1 500～2 500 毫升，正常的尿液是淡黄色、几乎无味的液体，酸碱值为 4.5～8。人们每天的排尿次数会依当天喝水的状况而有所不同。正常人体的排尿过程包括整个泌尿系统及大脑。当人体膀胱内的尿液量达到近一半时，就会发出排尿的讯号，然后经过脊髓神经传到人体的大脑，此时大脑依据当时的情况，促使膀胱下达尿肌放松或收缩的指令而决定排尿与否。

每隔 3～4 小时上一次厕所是正常的，若因特别原因必须暂时憋尿，憋尿的次数也不能太频繁，因为憋尿对泌尿系统多少会造成一些伤害。状况轻微者会造成尿道、膀胱发炎，严重一点的，身体会开始产生强烈的残尿感，甚至膀胱已排空还想上厕所，最严重者会导致肾脏发炎，需要住院治疗。

尿液颜色反映身体信号

除了留意上厕所的次数，观察尿液的颜色是否正常也可以让我们简单地判断出自己的健康状况。正常的尿液颜色应该是淡黄色，若排出的尿液有其他颜色，很有可能就是我们身体的警示信号。

无色尿液

1. 喝水太多，会使尿色素的比例变小，尿液颜色变淡。

2. 若排除是大量饮水所造成的问题，则可能是尿崩症①、糖尿病②或慢性肾炎。

乳白色尿液

若有排尿异常、尿道发热、腰痛等症状时，可能是泌尿道化脓、感染，如膀胱炎、尿道炎，应就医治疗。

---

① 尿崩症：尿量特多，约 4 000 ~ 6 000 毫升，甚至 10 000 毫升，就算少喝水也不会减少，并且有一直口渴想喝水、全身无力、头痛等症状，多见于青少年。

② 糖尿病：此病三大特征为多喝、多尿、多吃，一天排尿量约 3 000 ~ 10 000 毫升。

白色黏液状尿液

1. 偶发性：由于男性尿道是精液与尿液的共同出口，若是偶发性的，是正常的现象。

2. 经常性：可能是罹患前列腺炎、非淋菌性尿道炎或淋病等的信号。

深黄色尿液

1. 食用大量的胡萝卜、木瓜、南瓜等食物或维生素 B 等药剂时，尿液会变深黄，只要停食就会恢复正常。

2. 急性发烧或上吐下泻的病人，因水分会随汗液或粪便排出，所以尿液也会浓缩变黄，只要病症改善，即能恢复正常。

3. 当肝或胆发生病变时，胆汁会从尿道排出，使尿液呈深黄色。

4. 泌尿器官化脓时，也会排出黄色混浊的脓尿。

棕褐色尿液

1. 严重烧伤、溶血性贫血、急性肾炎、急性黄疸型肝炎、会排出如同酱油颜色的尿液。

2. "蚕豆症"患者食用蚕豆后，会排出棕褐色尿液，并伴随有头晕、恶心或皮肤、眼睛发黄等现象。

红色尿液

1. 俗称的"血尿"：排出血尿时，往往是泌尿系统及其邻近器官病变的前兆，如泌尿系统感染、结石或膀胱癌。

2. 服用某些药物，如泻药酚或抗结核药等，尿液也会变红。

黑色尿液

罹患急性血管内溶血如恶性疟疾或罹患黑色素瘤、尿黑酸病时，会产生黑尿。

绿色尿液

大量服用消炎药或尿内有绿脓杆菌滋生时，会排出绿色尿液。

排尿的多寡、气味也是健康的关键

除了颜色之外，我们还要特别注意排尿量的多寡、泡沫、气味以及是否伴有疼痛，因为这些都可能是身体不健康的征兆！

当你的尿液量变多时

1. 偶发性：喝太多水、茶或者天气太冷，都是正常的，不需担心。

2. 经常性：糖尿病、尿崩症前兆。

当你尿不出来时

留意尿道阻塞的可能性，若经常如此，应先就医检查，以排查是否因为膀胱及肾脏的问题。

当你的尿量变很少时

1. 偶发性：喝水太少、排汗多、食用盐分过多，都是正常的，不需担心。

2. 经常性：急性肾炎、肾衰竭，应尽快就医检查。

当你的尿液有恶臭味时

正常尿液是没有恶臭味的，有恶臭味可能是膀胱炎，有甜腥味可能为糖尿病。

当你的尿液出现泡沫时

尿中若有泡沫且不容易消失，有可能是肾炎或肝病，最好就医检查。

当你排尿出现疼痛症状时

罹患尿道炎、膀胱炎的前兆。

别忽略膀胱过动症

另外，一种常见却容易被忽略的疾病就是"膀胱过动症"，这种病症在亚洲很常见。它是指在膀胱储尿过程中，膀胱逼尿肌发生不自主的收缩，导致膀胱内压突然过高的状况，此时人体会产生一股急迫、需立即排出的尿液；严重者，在到达厕所之前往往会有尿失禁的现象。有这种困扰的人通常都有尿频问题，给生活造成非常多的不方便。要解决这个问题，除了求助医生，改变生活习惯及多运动，都有助于症状的改善。

每个人小便的习惯都不同，有很多人因为从小被妈妈教育，养成频繁上厕所的习惯，所以不太会憋尿，结果因心理因素影响，反而造成膀胱逼迫尿肌的问题，产生尿频的现象，因此我们应该尽量避免频繁上厕所。

古时候医学技术不发达，观察小便的颜色、气味是大夫看病最主要的参考指标。当我们了解每种颜色、气味所代表的意义后，就可以通过观察尿液的状况，随时留意自己的饮食习惯，小小学问也可以带给自己更健康的身体哦。

常见的尿液检测项目

一般的尿液检查，主要包括几个项目：PH 酸碱值、尿比重、尿蛋白、尿糖、尿胆红素原、尿潜血、尿沉渣检查等。此项检查简单又快速，可提供相当丰富的疾病诊断信息。

1. PH 酸碱值：正常尿液 PH 值约为 6，呈现弱酸的状态。PH 值高于 9 称为碱性尿，PH 值低于 5 即为酸性尿。肾脏调节酸碱的功能与饮食的酸碱度有很大的关系，例如痛风的病患，若尿液偏酸性，则容易产生结晶沉淀形成结石，因此可多摄取水果蔬菜等碱性食物。

2. 尿比重：是计算尿中水及非水成分的比例，可检视肾脏浓缩尿液的功能，其正常值介于 1.001～1.035 之间。

3. 尿蛋白：血液中的蛋白质经尿液过滤后，会有约 1% 微量的蛋白质通过，正常情况每天仅有 30～100 毫克的蛋白质从尿液排出。而尿液检验时尿蛋白若出现阳性则需考虑是否患有高血压、肾脏疾病（如：糖尿病引起的肾炎等）或尿路感染等疾病。

4. 尿糖：孕妇产检时经常需要做尿液检验，除了看是否有蛋白尿之外，尿糖也是一个检验项目，不过血糖值更重要。

5. 尿胆红素原：黄疸除了用肉眼观察肤色或抽血检查外，还可由尿中的尿胆红素原之异常与否看出一些端倪。若尿中的尿胆红素原呈现阳性，则需考虑肝硬化、溶血性黄疸等因素。

6. 尿潜血：当肾结石刮伤尿路通道，尿中出现红细胞时，尿潜血即为阳性反应。另外，当尿路感染或罹患泌尿道肿瘤时，尿潜血反应也会呈现阳性。

7. 尿沉渣检查：以显微镜看尿液离心后的沉渣物检查，可提供进一步的诊断信息。当尿中白细胞过高（大于正常值 0～5/HPF），则需考虑尿路感染产生发炎的问题；若只是单纯的红细胞数目过高（大于正常值 0～2/HPF），可进一步观察红细胞的形态是否正常，来判断是否有结石、肿瘤或肾脏内负责过滤功能的肾丝球异常等疾病。

很多人明明已经有尿意，但是得在马桶前培养情绪才尿得出来，这样算是有问题吗？一般人可在 30 秒内将尿排完，如果排尿时间介于 31～60 秒之间，表明泌尿道可能有问题，一旦超过 60 秒钟，那就真的有问题了。还有，每次的尿量若没有超过 250 毫升的话，就要练习稍微忍一下，以增加膀胱的容量。若太过频繁地想尿就尿，反而会造成心理性的尿频，从而给生活带来诸多不便。

第 10 课　肠道闹"脾气"：谈便秘

肠道健康，身体自然就年轻，这一点毋庸置疑。负责消化与吸收的肠道一旦发生便秘问题，会对身体造成什么影响呢？

听说现代人肚子里的宿便竟然可以高达 10 公斤，很多人就想，去掉这 10 公斤，大家都可以变成身材姣好的型男及美女了。现今人们压力太大、吃得太好，所以有许多文明病就趁机发生了，其中最恼人的就是肠道问题，而便秘又是所有问题中最常见的状况。

大便从一天三次到三天一次，都算正常。严格一点来说，便秘的定义是指大便的次数在一周三次以下，并且这种状况要持续一段时间才算。便秘是指体内剩余的废物难以被直肠排出体外，愈来愈多残余的粪便积聚在肠内，阻碍血液循环，甚至形成痔疮、肛裂和出血，也容易形成大肠癌。便秘可分为器质性便秘及功能性便秘两大类。日常生活中所发生的大部分为功能性便秘，而功能性便秘除了习惯性便秘外，另有因饮食、生活习惯改变引起的暂时性便秘。

便秘的种类与成因

原则上便秘分成两大类，除了肠道感染疾病外，一般人最常发生的是功能性的便秘。下面我们就来介绍便秘的种类、形成原因及改善方法。

1. 器质性便秘：因肠癌、息肉等肠道疾病所致。可以通过手术或药物治疗。

2. 功能性便秘：可分为弛缓性便秘、直肠性便秘和痉挛性便秘。

弛缓性便秘（又称结肠性便秘）：因结肠蠕动减低所致。只要多运动、按摩腹部、多喝水、多吃乳酸菌及非水溶性纤维即可改善。

直肠性便秘：直肠反射迟钝，不易感知便意。务必规律生活，尊重便意，多喝水、多吃乳酸菌及纤维，以缓和症状。

痉挛性便秘：精神压力引起肠道痉挛收缩所致。改善方式是放松精神、调整生活步调、多喝水、多吃乳酸菌及水溶性纤维。

除了饮食外，要改善便秘，上厕所的习惯也很重要。当直肠已经接受到很充足的讯号产生便意时，若还忍着不上，久而久之也会造成便秘。

根据医学报道，不论胖瘦，每个人体内都可能有宿便。正常人体内有 3～6 公斤的宿便，但如果是肥胖、习惯性便秘者，体内则有 7～11 公斤的宿便，可说是相当惊人。试想这大量的宿便堆积在人体内，不但会影响身材，还会对身体造成很大的负担。

宿便对身体的影响

宿便会阻碍营养吸收，因为粪便会影响小肠绒毛的活力及弹性，进而影响人体使其无法真正吸收到养分。

小肠内的宿便会产生化学毒素污染血液，造成酸毒症，同时会加重肝、肾、皮肤三大排毒器官的负担。常疲劳、脚底痛、感觉睡不够的人，有可能也是宿便造成的。

许多人以为每天排大便，体内就没有宿便了，这是绝对错误的想法。现代人在外面吃饭的次数多，新鲜蔬果吃得少，从而造成消化速度变慢。一般来说，吃进的食物经过消化道到排泄，正常情况下大约需要 8～12 小时，但当天的排泄物也可能是 2～3 天前吃下的食物。

虽然说便秘可以靠药物治疗，但要彻底解决便秘困扰，关键还是要有均衡的饮食习惯。一般肉食主义者或喜欢精致食物的人，大便的体积通常是小的，由于量少，大便次数也跟着少，通常得大肠直肠癌、便秘、痔疮的几率就高很多。

纤维质不会被小肠、大肠吸收，可增加粪便体积，较容易刺激直肠，使之感觉到便意，自然会想上厕所。纤维质又能吸水，使粪便水分含量较多，能较顺利地排泄出来。纤维质分为水溶性的如蒟蒻（又叫魔芋）与非水溶性的如芹菜，两种都有助于改善便秘。

除了便秘之外，肠道不适也偶尔会发生腹泻的状况。腹泻的原因有很多种，但一般人在日常生活中遇到的多属于急性腹泻，例如食物中毒、食物不干净以及发炎性腹泻，再如肠胃炎等，两种情况都应就医治疗。

注意饮食，再配合适当的运动，"肠道清一清，身体自然轻"，不只是句口号。拥有健康的肠道，不但人不容易老，养分也容易被身体吸收，整个人就显得年轻多了，比吃一堆保养品还有效。

从便便颜色看肠道健康

警示	颜色	可能原因
健康	黄色/黄褐色	如果形状跟量都正常，表示肠内好菌很多，是理想的肠内环境。
		颜色会依吃的食物改变，多喝一点牛奶就会变淡棕色；多吃点肉就变成深棕色；多吃脂肪类食物就会更偏黄色。
还算可以	绿色	可能受药物或食品影响，只要量和形状是正常的，就不必担心。
		爱吃菠菜且极少吃其他食物的人，粪便可能会偏墨绿色。
糟	红色	痔疮会让排便时粪便一端带血，呈鲜红色。
		肠癌会造成暗红色血便。
很糟	黑色	肠内老旧废物腐败引起。
		上消化器官（口腔、食道、胃或十二指肠）有出血情况。
		吃较多动物血液或者墨鱼汁。
非常糟	白灰色	可能是因肝脏、胰脏、胆囊等毛病而引起的消化不良。
		长期酗酒造成胰脏损伤。

许多人为了解决便秘的问题，包括不少爱美的女性甚至艺人，是以浣肠（灌肠）的方式清除宿便。但过度依赖浣肠，经常用外力刺激肠道，肠道的敏感性就会降低，愈借外力，它就愈不会动，导致肠道松弛无力，反而愈来愈依赖于外力。所以正规的医疗机构都不建议以这种外力方式改善便秘，这一点一定要切记。

第 11 课　如何"肠"保年轻健康：谈肠炎

"台北市的小学生，平时超过一个礼拜没有排便的大概有上万人。""十大癌症的第三名就是大肠癌。"关于肠道常见的问题和保健误区有哪些呢？通过我们的说明，希望能让大家在日常生活中做好肠道保健。

提到肠胃道疾病，大家第一个想到的就是腹泻或便秘，而其中最常见的就是肠炎引起的腹泻。肠炎可能因为细菌、病毒或寄生虫引起。肠炎的高危人群包括出生 10 天以内的新生儿、5 岁以下的小孩子，老人以及抵抗力差的人也要注意。另外，有因消化性溃疡而长期服用大量制酸剂的朋友也要特别小心，因为我们的胃酸有杀菌的功能，若长期服用制酸剂，会影响胃酸发挥作用，细菌就容易通过胃部进入肠道，从而造成肠炎。

细菌性肠炎

一般来说，肠炎可能是细菌，也可能是病毒或任何微生物引起的。细菌性肠炎主要是细菌感染，途径为粪、口传染，最常见的是因为食物不洁而引起。这一类细菌类型包括大肠杆菌、金黄色葡萄球菌、伤寒杆菌及沙门氏杆菌等。

金黄色葡萄球菌通常都是因为做菜时不小心切伤手，细菌在伤口孳生，然后经由手的伤口感染到食物，再被家人吃进肠胃道。至于大肠杆菌，并不是非常强的病原菌，而且在人类的大肠里本来就有。一般大肠杆菌的数量必须多到一定程度才会引起不舒服。

病毒性肠炎

病毒性肠炎多为口沫传染，主要是病毒感染所引起。常见的感染病毒有轮形病毒、肠病毒、腺病毒、流行性感冒病毒等。病毒和细菌的差异是，病毒比较小，约是细菌的一千分之一，所以它只会留下遗传密码，简单地说就是"命根子"，然后通过这个"命根子"寄生在宿主的细胞内，再利用别人的细胞工厂来制造它的下一代。

在了解肠炎的类型之后，接下来要为读者厘清几个关于肠道健康的误区，以便使您更了解自己的肠道状况是否正常。

关于肠道健康的七大误区

1. 常放屁，代表肠道消化良好？

一个正常的人每天大约放屁 5 ~ 10 次，总共会排出约 500

毫升左右的气体。一般而言，吃下的肉类与各种油炸食物越多，放出的屁越臭。如果放屁过于频繁可能跟肚子胀气有关。导致胀气的原因和饮食习惯有很大的关系，例如吃东西时狼吞虎咽、边吃饭边说话等，或是吃了产气的食物，例如豆类制品、地瓜等都会引起胀气。

另外，若出现频繁的排气情况，也有可能是因为有肠胃道疾病如大肠激躁症、消化性溃疡、胆结石、胃炎、肠阻塞、肠套迭、肠沾黏，甚至肠胃道肿瘤等。有以上疾病的患者，容易累积肠气而导致胀气。虽然原因很多，但话说回来，假如你在一天内放了 20 个屁，可能不是肠道消化功能好，而是表明肠胃功能有异，最好去医院看看医生比较妥当。

2. 肠子常咕噜咕噜叫，代表肠子不健康？

肠子常咕噜叫，除了是因为肠胃正在蠕动之外，也可能是因为太紧张所导致，很多大肠激躁症患者都有此情形，如果并没有严重影响生活质量，原则上不需就医。建议可通过避免食用刺激性食物、纾解压力、适度运动等来改善。如果吃完饭没多久就发现肚子一直叫或感觉肠子蠕动过快，就要特别注意，因为这表明你有可能是肠躁症。

3. 宿便一定要完全清除？

这是最常见的问题，由于许多广告的推波助澜，让人以为宿便是肥胖与百病之源，而用尽所有方法想要清除囤积在肚子里的粪便。有些人甚至吃泻药灌肠，其实，这样做反而伤身。宿便，就表示大便在身体中停留的时间超过一天，所以如果是24小时内就能够把它排出来当然最好。但一般来说，正常人即使每天排便，还是会有宿便产生，因此，只要排便各方面情况良好，并不需要特别担心宿便问题。

4. 可以用咖啡、浣肠来清肠？

咖啡中所含的咖啡因与茶碱能刺激肠道蠕动，因此不少人想通过喝咖啡来达到清肠的效果。但是咖啡中的单宁酸会刺激胃壁、肠黏膜，而且，很多人喝咖啡会心悸，因此医师不建议采用这种方式。至于浣肠，除非经过医生诊断后认为有必要做才能做，否则肠道因受到太大的刺激而受到伤害就得不偿失了。

5. 多吃高纤维食物可促进排便？

高纤维食物包括五谷杂粮、菇类、豆类、燕麦、海藻类、牛蒡、地瓜、木耳、蒟蒻等。多吃高纤维食物确实有助于肠道保健，建议除了纤维之外也要多喝水，比如有些人每天会打一杯高纤维的蔬果汁喝就很好。

6. 爱吃糖会影响肠胃健康吗？

糖会刺激肠胃蠕动，建议大肠激躁症的病患要少喝有糖饮料，以免加速胃肠原本正常的蠕动。当然，这主要还是看个人的体质，如果肠胃很健康的话，吃糖倒不至于影响肠胃健康。肠胃道比较弱的人，最好少吃糖，因为吃糖容易增加胃酸分泌，也容易造成消化不良。

7. 听说大肠水疗效果很好，是真的吗？

不建议使用！现在相关部门已经禁止大肠水疗了，希望读者切勿轻易尝试。

潘教授
小叮咛

肠道疾病的发生大部分都是经由粪、口传染。要预防此种途径传染疾病，平常需勤洗手，并注重个人卫生。家中若有孩子出现腹泻情况，或必须照顾年长的卧床亲人时，即使戴了手套，处理完亲人的排泄物之后也一定要洗手。此外，若衣服沾到粪便，建议将衣服放到水里煮5分钟，因为这样才能完全杀菌。

第 12 课　增强脑力绝招大公开

　　随着年纪的增长，很多人都出现了记忆力退化的问题，老年人更有所谓的痴呆症产生。预防老年痴呆症，平常的饮食应注意什么呢？哪些生活习惯有助于平时保养、维持脑力，预防记忆力衰退呢？

　　如果你对同一个人经常重复相同的话，或反复提一样的问题；如果你说话时突然忘了要说什么，或者忘记关煤气而把饭菜烧焦或把水煮干了；如果你不记得是否锁门、关电源……小心，你的记忆力已经开始退化了！

　　记忆力退化的原因除了正常的脑力衰退外，慢性病及长期服用药物也可能是原因之一。同时记忆力还和情绪有关，包括紧张、抑郁、痛苦等在内的负面情绪也会造成记忆力退化。而长期抽烟、酗酒、有药瘾者，则容易使脑细胞变异、衰退甚或死亡。另外，许多上了年纪的人，也可能会罹患痴呆症，其中常听到的阿兹海默症占了痴呆症中 50% ~ 60% 的比例。虽然说痴呆症在初期可以用药物减缓其脑力退化的速度，但我们经常会错过初期的治疗时机，等到发觉的时候，往往已经是比较严重的时候了。

痴呆症初期的十大信号

65 岁以上的人口中，痴呆症的患病比率约为 2.5% ~ 5%，因此估计我国台湾地区约有 6 万 ~ 12 万的痴呆人口。其所占比率随着年龄的增加而上升，约每增加 5 岁比例即上升一倍，所以 80 岁以上的老年人约 20% 患有痴呆症。

痴呆症初期有十大信号，一旦有任何一项征兆出现，请尽快到神经内科门诊，检查是否有认知功能方面的问题。通常在痴呆症发生前的"轻度认知功能障碍"就应该积极接受进一步的预防与治疗，避免发展成"痴呆症"。

1. 记忆力衰退或异常
2. 无法从事熟悉的工作
3. 说话表达困难
4. 失去时间、空间的概念
5. 判断力及警觉性变差
6. 无法思考复杂的事物
7. 东西摆放错乱
8. 情绪及行为的改变
9. 个性急剧改变
10. 对生活、事物失去兴趣

为了增强脑力，维持记忆力，在吃的方面要特别注意，下面将四大类损脑饮食及其对人体造成的影响，用简单的表格列出，供读者参考，平常最好少食用这几类饮食。

四大损脑饮食分析

损脑饮食	对人体的影响
过量咖啡因	咖啡因含在咖啡、茶、深色汽水及巧克力中，一天的摄取量超过300毫克就有危险。它会减少脑部及许多器官的供血量，加速老化，而且会造成大脑脱水，影响思考。
油炸食物	油炸食物容易裂解而在体内产生自由基，造成脑部组织细胞的伤害。
精制糖类	糖类是简单的碳水化合物，可以很快被分解，容易引起血糖剧烈起伏，也会使脑部运作迟钝。
人工添加物	食用色素、代糖等人工添加物也已被证实有害儿童大脑，会影响孩子的学习能力，甚至出现多动、注意力不集中的情形。

既然有损脑的饮食，相对地也会有护脑的食物。世界卫生组织公布的最佳护脑食物有菠菜、韭菜、南瓜、葱、花椰菜、彩椒、豌豆、西红柿、胡萝卜、青江菜、蒜苗、芹菜等蔬菜，核桃、花生、开心果、腰果、松子、杏仁、大豆等坚果类食物以及糙米饭。

预防痴呆症有十法

预防痴呆一定要靠自己。除了均衡饮食外，多听音乐帮助记忆、多动脑助长记性、多玩耍激发智力、运动健身可防止记忆衰退、参加社交活动愉悦身心，也都是预防痴呆、活化脑力的生活方式。下面介绍十种可以预防痴呆症的良好生活习惯，请大家参考实行。

1. 细嚼慢咽

牙齿愈不健全，罹患痴呆症的比例愈高。因为咀嚼时，大脑皮层区域的血液循环量会增加，而且也会激发脑神经的活动。

2. 吃早餐

吃早餐不仅是为了健康，也是为了大脑。因为大脑不具备储存葡萄糖的构造，随时需要热量供应。经过一夜睡眠，大脑血糖浓度偏低，如果不及时供应热量，容易发困和激动，也难以学习新知识。

3. 看电视少于 1 小时

看电视通常不需用脑，所以看电视的时间愈短愈好。澳洲的研究人员在网络上测试 29 500 人的长期记忆与短期记忆，发现记忆力较好的人每天看电视的时数少于 1 小时，增长知识的节目除外。

4. 常晒太阳

阳光能促进神经生长因子，像"长头发"一样，使神经纤维增长。每天接受阳光照射，至少能形成较好的睡眠模式，且不易忧郁。

5. 跟人微笑打招呼

主动和别人打招呼吧。打招呼不但可以促进人际互动，降低患忧郁症的风险，而且为了主动打招呼，人们往往要记住对方的人名与外形特征，这样一来也有利于增强自己的脑力。

6. 多喝水

大脑有八成是水，只要缺水就会妨碍思考。临床神经科医生曾经扫描过一位知名健美先生的大脑，他的脑部影像很像毒瘾患者，原来他拍照前为了看起来瘦一点，利用某种方法大量减去水分。后来补充完水分后，脑部的影像看起来正常多了。

7. 做家务

晒棉被、衣服需要伸展身体，使用吸尘器也会动到下半身肌肉。只要身体的肌肉得到活力，便会活络大脑额叶的运动区。

8. 每周走一条新路、健走、深呼吸

•打破旧习、尝试不熟悉的事可以激发短期记忆，建立大脑解读讯息的能力。例如改变每天从家里走到车站的路线或下车的车站，试着早一站或晚一站下车，或变动一下每天出发的时间，仅仅这样，就能对脑前额叶产生刺激。

• 有氧运动可使心跳加速，而且有些动作需要协调四肢，如此一来即可活化小脑，促进思考，提高认知和信息处理的速度。健走是有氧运动的一种，美国伊利诺依大学的研究人员发现，只要每周健走 3 次、每次 50 分钟就能使思维更敏捷。

9. 列清单

"无论任何年龄，健全记忆运作的关键都在于注意力。"不妨列一个工作清单，将每天的工作设立一个严格的程序并完成。

10. 多吃咖喱、多摄取叶酸和维生素 B12

• 吃咖喱可以预防痴呆，因为咖喱中的姜黄素是一种高效能的抗氧化剂，能抑制氧化作用对细胞的伤害，还能预防脑细胞突触的消失。姜黄素不只咖喱中有，涂抹在热狗上的黄芥末中也有。

• 叶酸和维生素 B12 可以控制血液中会伤害大脑的同半胱氨酸。瑞士通过对 230 位 60 岁以上的老人的研究发现，摄取这两种维生素过低的人，罹患痴呆症的概率是适量摄取的人的 4 倍。富含叶酸的食物有四季豆、芦笋和菠菜等，富含维生素 B12 的有鲑鱼、沙丁鱼、蛋黄及肝脏等。

痴呆症会遗传吗？

大部分痴呆症患者都属于偶发病例，只有约 5% ~ 10% 具有遗传性，这些病患大多较早发病，恶化速度较快，容易出现幻觉或妄想等精神症状。目前已知与阿兹海默症相关的基因有APP、PS1、PS2 等，如有这方面的问题可以请教神经内科的医生。另外，尚有许多目前未知的因素会和体内的基因共同引起痴呆症。

　　要聪明，一定要吃早餐。早餐很重要，因为人在睡觉时，脑的能量也在消耗。因此在一夜睡眠之后，体内的葡萄糖也快用完了，所以早餐就需要适时补充脑部所需的能量，而且最好选择全谷类的复合性碳水化合物，以帮助我们在整个上午都稳定且平均地获得身体能量。最佳的早餐组合是碳水化合物（纯麦片或全麦面包）＋蛋白质（蛋或牛奶、酸奶）＋水果。如果你选择纯麦片，可加些坚果类当做油脂来源。

第13课 腰背疼痛知多少

现代人多多少少都有腰酸背痛的问题，而且很多都是跟工作有关系。你知道长期的姿态不良会造成哪些严重的后果吗？该如何预防呢？

根据医学研究，80％的人一生当中至少有一次腰酸背痛的经历，而且年龄层也出现逐渐下降的趋势。所以，不要以为腰酸背痛是老年人的疾病，它已经是现代人的文明病之一。

人体的脊椎是由一块一块的脊椎骨从上而下连接而成的，构成所谓的"龙骨"。在脊椎骨与脊椎骨之间，有一种像软骨一样的构造，叫做"椎间盘"。椎间盘除了帮助维持整条脊椎的稳定度以外，还有更重要的"避震"功能。椎间盘如果受到不正常的挤压，就可能会往外面突出，原理就好像用手使劲压一块夹心饼干，里面的奶油被挤压出来一样。现代人多多少少都会腰酸背痛，主要的原因即是长期的姿势不正确，久而久之造成"椎间盘突出"，但大部分仍是软组织的疼痛。

排除年纪较大的长者，但凡工作上需要搬重物、长期久坐或久站，姿态不良又缺乏运动的上班族、怀孕后期的孕妇等，都很容易出现腰酸背痛的问题。如果经医生诊断确实是椎间盘突出，严重的大多以开刀治疗为主，情况较轻微者，则可经医师诊断后，采用保守型的运动康复治疗，只是时间会比较长，需要有耐性。

严重的椎间盘突出若不采取妥善的治疗，会恶化成"急性马尾症候群"，其症状通常为短时间内发生下肢疼痛无力、阴部麻木无知觉、大小便无法自排，属急症，这时就必须立刻接受手术治疗了。

椎间盘突出引起的背痛复发率很高，第一年约有60%～85%的病人会复发。根据澳洲学者的研究，第一年复发率为85%，但经特定的康复运动治疗，恢复其深层的核心肌肉群功能，复发率可降低为25%。复发率的高低与核心肌肉群的功能有否恢复有密切的关系。澳洲学者还发现，睡着的深层核心肌肉群并不会随着疼痛消失就自动跟着醒过来。也就是说，背痛消失并不表示脊椎的问题好了，必须要积极地进行康复运动治疗才行。

而积极康复治疗的目的除了可恢复自体肌肉保护脊椎的机能，增加病患在活动时脊椎的支撑及稳定性，恢复其日常生活及工作能力外，还可进而减少椎间盘的负担及压迫，降低背痛复发率，从根本上治疗背痛问题。

预防腰酸背痛有绝招

上班族由于长时间使用计算机，背部会向后驼，头部会向前伸，结果会让身体前、后肌肉张力不平衡造成酸痛。另外，不断重复做某些特定动作，例如反复击键盘或移动鼠标，会造成肩、颈、上肢以及背部的肌肉、肌腱、韧带等部位反复被压迫或拉伤，也会造成腰酸背痛，这些都是前面所说的软组织疼痛，不牵涉到神经。要预防这些病痛，平常就要注意自己的姿势。下面整理出简易的预防小措施供读者参考。

1. 保持适当的体重。

2. 穿舒适的低跟鞋子，避免穿高跟鞋。

3. 避免长时间久坐或久站。

4. 休息时应选用软硬适中的床。

5. 避免急速前弯、旋转、身体过度向后仰。

6. 不要只扭转上半身，应尽量让整个身体跟着转过来。

7. 拿、举物品时应将两脚分开，膝盖弯曲下蹲，保持背部平直，让物品尽量靠近身体，两腿用力站直后再将物品举起。

8. 热疗可以改善背痛，如洗热水澡、热敷等，但温度不可过高，时间不可过久，以免烫伤。

9. 适当的运动（如：游泳、步行、慢跑等）。

强健骨骼，预防骨质疏松有方法

除了姿态外，也要注意饮食保健，并配合适当的运动，才能留住好骨本，预防骨骼不健康所产生的腰背疼痛。接下来向读者提供几项预防骨质疏松的保健方法，请大家在日常生活中多多实践。

1. 适当接受日晒可以维持维生素 D3 的活性，帮助小肠吸收钙质。

2. 适度的荷重运动，可以维持骨骼结构的强化，避免骨质疏松。体重太轻的人，容易有骨质疏松的问题。

3. 每天喝 1~2 杯牛奶或酸奶，补充钙质。

4. 多食用干香菇，因为其中含有麦角醇，可转化为维生素 D3，有助于植物性钙的吸收。

5. 多食用黑芝麻、小鱼干、小鱼、虾米、海带、紫菜。

忙碌的现代人容易将腰酸背痛视为理所当然的症状，经常药膏一贴就出门了。排除运动伤害及年龄大等因素，若是有经常性的腰酸背痛还是不能忽视，因为严重的会伤害神经及骨本，就不是日后可以挽回的了。

根据研究报告指出，若疼痛位置是局部且不深，例如膝盖、脚踝韧带或腰椎之表浅部分，使用具消炎止痛成分的膏药或贴片就可减轻疼痛，不一定要用口服药。

　　若是髋关节炎、椎间盘突出或全身性疼痛，建议使用口服药物、注射止痛针剂及物理康复治疗等，才能有效缓解疼痛。

第 14 课　肌肉酸痛治疗法

许多上班族常常这里酸、那里痛，又不知怎么消除酸痛。肌肉酸痛到底是怎么引起的？想避免常见的肌肉酸痛症状有没有妙方呢？

常常使用电脑，感觉手腕会麻麻的吧？妈妈们抱小孩抱久了为什么会得"妈妈手"？俗称的"铁腿"又是怎么回事？以上常见的症状，都属于肌肉酸痛的一种，可是肌肉酸痛的成因很多，症状不少，缓解的方式也不同。在这里我们要从最基础的肌肉组织功能讲起，并且告诉大家上班族最常见的九大酸痛部位排行榜。

我们一般将肌肉组织分为骨骼肌、平滑肌和心肌，但会出现肌肉酸痛状况的通常只有骨骼肌。骨骼肌又称为横纹肌、随意肌，通过肌肉的收缩与舒张来支配骨骼的移动或维持姿势等动作。

肌肉酸痛的常见原因

酸痛发生的原因可分为以下几种：

1. 运动引起的酸痛：运动引起的酸痛可分为急性与迟发性。急性酸痛是因为肌肉暂时性的缺血造成的，常伴随有肌肉僵硬的感觉。它不同于肌肉拉伤，且只发生在肌肉突然激烈或长期活动时，只要肌肉一停止运动，酸痛感就会渐渐地消失。而迟发性酸痛则会持续 1～3 天，发生的原因可能是肌肉受伤、肌肉痉挛或结缔组织异常所引起。一般来说后者是最常见的原因，所以要预防运动伤害及运动酸痛，宜采用渐进式的运动方法增强肌力。

2. 肌肉痉挛：肌肉痉挛就是某一部分的肌肉急速收缩，也就是俗称的肌肉抽筋。比如突然跳到冷水里面，结果会发现脚很痛，肌肉抽筋了。不过，有时候肌肉痉挛也有可能是因为神经退化造成的。比如电影《罗伦佐的油》剧中的小孩，就是因为天生罹患罕见疾病，神经系统产生异常，肌肉细胞得不到讯号而产生痉挛现象。

3. 肌肉受伤：通常发生在肌腱拉伤、发炎的状况下。肌肉受伤必须要 1～2 周才会好，而且一定要休息才会好转，可靠冰敷于第一时间减缓酸痛的症状。

4. 渗透压改变：这种状况比较少见，但是同样会引起肌肉酸痛的症状。渗透压的改变通常和肝脏、肾脏功能出现问题有关。因为肝脏与肾脏的主要作用在于排毒，毒素排不出去，身体当然会有麻烦。当肝脏有异状，白蛋白下降时，渗透压就会改变，并造成肌肉部位的水肿。而当肾脏传出警讯，也同样会引起全身肌肉酸痛。

上班族有九个部位经常酸痛

对大部分上班族而言，尤其是长期使用电脑的人群，很多人都有肩颈、手腕酸痛的毛病。比如"腕隧道症候群"就是手腕部位会特别不舒服。而"妈妈手"、"扳机指"则都是因为经常用到某些小肌肉，累积性的运动伤害而形成的。到底上班族常见的九大酸痛部位有哪些呢？

1. 肩膀
2. 脖子
3. 后背下部、腰部
4. 手或手腕
5. 手肘
6. 后背上部
7. 脚踝或脚
8. 膝盖
9. 臀或大腿

通常肩、颈、背及手部酸痛，最常见的原因是看书姿势不对或时间过长，长期使用电脑或职业性伤害等。缓解的方式就是每40～50分钟让自己休息一下，缓慢地转动脖子与肩膀，平常多伸展、训练肌力与柔软度，并适度地按摩。

至于女性常因长期穿高跟鞋导致腰部疼痛或不舒服，睡觉时平躺在床上又因腰和床之间的间隙不能得到充分的休息，这时就要改成侧睡，并在大腿中间夹靠垫，或是平躺，在膝盖下面放枕头，就能使腰得到充分的休息。

另外有人常会遇到落枕的问题。在这里提醒大家，枕头是要枕脖子的，不能只枕"头部"。因为脖子悬空你就没办法放松，你可以把枕头往下拉一点，拉到肩膀这个部位，脖子就可以放松，也可较有效地避免"落枕"的问题。

酸痛时简易自疗法

平时碰到酸痛症状时，有几种简单的自疗方法，例如自我拍打：藉由上、下震动促进血液循环，或藉由拍打有效松弛紧绷的肌腱与韧带。另外，也可使用辅助的按摩机器或使用自己的双手按摩。其次，贴膏药、擦药膏也是缓解酸痛症状的好方法。

要远离酸痛，就要避免"五不"：姿势不对、动作不当、肌力不足、久滞不动、劳作不休。建议大家保持正确的姿态与动作，经常变换姿势，维持规律的运动习惯，例如广播体操、游泳、瑜伽都可以加强肌力与柔软度。只要学几个简单的伸展动作，有时间多做，适时地放松与休息，都可以帮助解除肌肉酸痛的症状，也可以让肌肉酸痛远离你！

大部分的肌肉酸痛有95%以上为筋骨酸痛，也就是肌肉、骨骼、韧带或软组织因发炎、受伤引起。但仍有2%～3%可能是神经方面的问题。如果碰到不明原因的长期酸痛，建议最好去大医院检查，确定有没有其他的病因，勿直接让按摩师推拿或按摩，以免错过治疗的机会或加重病情。

第 15 课　远离肝病：正确保肝保健康

　　每 50 分钟就有一人死于肝病，肝癌占台湾地区男性癌症死因首位，女性癌症死因第二位，这个人们最害怕的疾病的形成原因是什么？我们该如何积极预防呢？

　　台湾地区约每 3～4 个人中就有 1 个人罹患脂肪肝，BMI（身高体重指数）超过 30 的人中，85% 都有脂肪肝；九成业务员一年能吃掉 600 万颗肝药，相当于 118 座 101 大楼的高度，每年花费 1.2 亿元……以上的惊人数据绝不是危言耸听！根据统计，台湾地区平均每年有 10 000 多人因肝病丧命，所以知道肝病形成的主因很有必要，有助于积极预防。

　　一般人们都知道肝是帮人体排毒的重要器官。详细一点来说，它具有代谢作用、转化作用、解毒功能、合成蛋白质以及排泄功能。

　　1. 代谢作用：我们摄取自食物中的营养物质比如糖类、蛋白质、脂肪、维生素等都是由肝脏代谢或储存的。肝脏会将葡萄糖转换成肝糖储存起来，将脂肪酸转换成脂蛋白和胆固醇。所以肝脏一旦发生病变，这些物质的代谢调控便会出现问题，进而影响食欲以及身体营养能量的供需。

2. 转化作用：药物会经由肝细胞转化成具活性的形态，再随着血液去发挥药效。而许多药物、毒物或某些代谢产物，也都要由肝脏将它们分解转化成无毒或毒性较小的物质，以便排出体外，这种转化作用也是一种解毒功能。

3. 解毒功能：进入胃肠道的各种外来物质或是胃肠道产生的有毒物质（如胺）皆经由肝门静脉流入肝脏内。这些物质在肝细胞内经过几道解毒程序后转变成无毒物质，再通过尿液或胆汁排出体外。

4. 合成蛋白质：肝脏制造许多蛋白质，如球蛋白、白蛋白、纤维蛋白原、凝血因子等。若血液中的白蛋白减少，血液的渗透压就会下降，造成脸部或四肢水肿，严重的话甚至会有腹水的情形出现。而肝功能不好，凝血也会出问题，容易有淤青或出血不止的状况发生。

5. 消化、排泄功能：肝脏制造的胆汁用来促进胃肠道的消化吸收，同时也是一种排泄管道，身体的脂质、药物、毒物以及衰老的红细胞等代谢物可以随着胆汁经由胃肠道排出体外。

因此，肝是人体最重要的主管新陈代谢的器官，所以肝不好，会影响食欲、无法顺利排毒，正是"肝若坏，人生是黑白的；肝若好，人生是彩色的"。

每3~4人就有1人得脂肪肝

引起肝发炎的原因有脂肪肝、病毒性肝炎（如 A、B、C 型肝炎）、喝酒过量引起的酒精性肝炎以及因药物引发的药物性肝炎等。台湾地区每 3~4 人当中就有 1 人得脂肪肝，比率高得吓人。

导致脂肪肝的原因很多，包括营养过量或不足、过度肥胖、长期大量饮酒、肥胖型糖尿病等（其脂肪肝罹患率达 25%），此外，长期服用含类固醇的药物也会导致脂肪肝。

目前尚无治疗脂肪肝的特效药，因此，解决这个问题的根本方法是要控制或消除病因，即改善营养过量或不足、维持理想体重、控制糖尿病、勿大量饮酒以及停止服用某些药物。

此外，脂肪肝亦是一种随年龄增长而出现的老化现象。因此在为数众多的中老年人中，脂肪肝的罹患率有增加的趋势。再者，倘若脂肪肝不加以治疗，就会有约5%的人步入"肝硬化"乃至"肝癌"的阶段，因此脂肪肝患者千万不可等闲视之。

而常见的病毒性肝炎依传染途径及症状，有甲、乙、丙型三种，其中又以乙型肝炎在台湾地区最为盛行，而且也最难治疗。

甲型肝炎

感染途径：经口传染，病患的粪便中有大量病毒，被粪便污染的水源或食物就可能让人感染。

症状：有些人感染后毫无症状，有些则会有明显的症状如疲倦，或类似重感冒如发烧、食欲不振、头痛、腹痛、腹泻、恶心呕吐，极少数人会出现黄疸、茶色尿等症状。

治疗：只要住院隔离及充分的休息与改善营养就可以痊愈，不要随便乱服药或继续喝酒，以免增加肝脏的负担。

乙型肝炎

感染途径：

1. 母子感染（又称垂直感染）。

2. 水平感染

是指带有病毒的血液或体液，进入有伤口的皮肤或黏膜而传染。输血、打针、穿耳洞、刺青、共享牙刷、共享刮胡刀，都可能是乙型肝炎的水平传染途径。

症状：70%的肝炎没有症状，急性发作可能出现的症状有疲倦、上腹部不适或腹胀、食欲不振、黄疸等。

治疗：口服抗病毒的药物直接抑制人体中乙型肝炎病毒的复制，包括拉米夫定、阿德福韦、恩替卡韦等药物，都是利用药物的免疫调节作用来改善病情，目前仅有 α 胸腺素（Thymosin α）似乎具有此等效用，不过仍需进一步证实。兼具抗病毒和免疫调节两种作用的药物目前有 α 干扰素。目前医学界也积极开发治疗性疫苗，希望利用它彻底消灭人体中的乙型肝炎病毒，但现在仍处于动物实验阶段。

丙型肝炎

感染途径：血液接触传染，打针、刺青或穿耳洞的器械消毒不完全，或是共享牙刷、刮胡刀、接触到被污染的血液都可能感染到丙型肝炎。夫妻间性行为传染丙型肝炎的几率极低。

症状：感染到丙型肝炎后有75%的人不会有症状，只有25%的人会有轻微的症状如疲劳、虚弱，也有人会感到腹部不适、没胃口、体重减轻、精神沮丧或是有轻微的黄疸等。

治疗：治疗丙型肝炎目前效果最好的药物为长效型干扰素（peg-interferon）和雷巴威林（ribavirin），两种药物并用疗效很好，治愈率约有六成。但美国食品药品管理局即将核准两种强效新药特拉普力尔（telaprevir）与波西普力尔（boceprevir）上市，若与目前的药物治疗合并使用（长效干扰素 + 雷巴威林），可提升治愈率至75%。

由于肝脏疾病一般不易察觉，因此要想尽早发现肝脏出了问题，最好就是定期检查肝功能（GOT、GPT）指数是否正常。然而上述检测只能判断肝有无大量发炎，并无法检测出肝硬化、肝癌等疾病，所以完整的肝脏检查最好包括肝功能指数（抽血），甲种胎儿蛋白（AFP）检查（抽血）及腹部B超（影像）等三项。

市面上的保肝产品真的有效吗？

说到保肝，目前市面上有许多保肝产品，都宣称有保肝护肝的疗效，比如保肝丸、蚬精、五味子……这些真的有效吗？

1. 保肝片是保健营养品，的确可提供肝脏细胞修复所需的营养，却无法治疗甲肝、乙肝、丙肝等病毒性肝炎，同时保肝商品吃多反而会增加肝的负担。

2. 从中医的角度来看，蚬精为寒性食物，如果肝虚的病人吃了蚬精，反而会让虚火更旺。只有肝有实火的病人才适合吃蚬精这类东西。尿酸高的人也不能吃。

3. 五味子能活化谷胱胺酸及谷胱胺酸还原酶，有助于肝脏排除有害物质。它的保健作用是针对化学性肝功能障碍的，例如酒精引起的肝病，对于病毒性肝病则不具疗效。

确实做到五要点，肝病不上身

很多人喜欢听信偏方，以为可以治病，结果不但伤到肝，连带把肾也伤了。保肝的方法并不难，只要确实做到五件事，就能避免肝病上身。

1. 适量运动。

2. 忌贪杯，酒精必须经由肝脏代谢，只要有肝炎就尽可能不要饮酒，因为会造成肝脏额外的负担。

3. 不要乱吃药，药吃太多不仅会伤肾也会伤肝。

4. 不吃宵夜、油炸食物，避免肥胖，自由基过多会直接伤害肝细胞，要小心防范。

5. 充分休息，晚间 11 点前上床睡觉，并保持心情愉快。

1. 黄疸症被人们经常解读为肝病的症状之一，但血液病或胆疾病，甚至食用过多黄色色素，都可引起黄疸症，因此不能以此作为肝是否出问题的判断依据。

2. 要提醒乙肝病毒携带者，饮食正常却出现肠胃不舒服、食欲不振或是感冒超过一个星期没有好的情况，就要注意，可能是肝脏问题，同时也要注意尿液颜色是否像浓茶、咖啡，如是，应提高警觉，请医生进行详细的检查。若等到有黄疸、腹水、极度厌食及疲劳等症状出现，肝功能已有急速恶化的现象了。

第 16 课　预测肝癌六指标

台湾地区每年约有 10 000 人死于肝病，据统计，2009 年肝癌占台湾地区癌症十大死因的第二位，男性癌症死因的首位，女性癌症死因第二位。要预防肝癌有指标可参考吗？我们该如何避免患肝癌？

肝癌有三部曲，就是肝炎、肝硬化和肝癌。得肝炎后若不积极治疗，就会从肝硬化演变为肝癌。而肝癌的高危人群，包括乙型和丙型肝炎感染者、慢性肝炎及肝硬化病人、有肝癌家族遗传病史者以及酗酒者。其中，乙型和丙型肝炎病毒携带者大约有 10%~20% 会得肝硬化，有 2% 会得肝癌。罹患肝癌者年龄大多在四五十岁以上，尤以男性较多。而这些患者往往是家庭中的主要支柱与经济来源，所以一旦因肝癌去世对整个家庭的影响非常之大。所幸近年来，由于影像检查尤其是 B 超检查的普及以及血液中胎儿蛋白的检测，有越来越多早期无症状的肝癌得以发现并得到及早治疗。另一方面，肝癌的治疗方式已多元化发展，技术上也有长足进步，效果越来越好。即使如此，我们仍不能掉以轻心，下面用简单的时间表让读者更清楚肝癌的发展进程。

肝癌三部曲时间表

肝癌三部曲（肝炎→肝硬化→肝癌）时间表

轻度慢性肝炎 10 年	如果不注意，约 10 年进入中度慢性肝炎
中度慢性肝炎 7 年	如果不治疗，约 7 年成为重度慢性肝炎
重度慢性肝炎	疏忽治疗，约 7 年进到肝硬化
肝硬化 10 年	肝无法回到原来的状态，约 10 年转为肝癌

　　由于肝癌会从肝炎逐渐演变而成，因此预防肝炎就显得十分重要。引发肝发炎的成因包括脂肪肝、病毒性肝炎（甲、乙、丙型）、酒精性肝炎以及药物性肝炎。其中，在病毒性肝炎的防治方面，我国台湾地区从 1984 年 7 月开始实施新生儿全面施打乙肝疫苗预防注射及孕妇乙型肝炎产前检查后，根据乙肝防治小组的调查统计显示，全台小学一年级儿童的乙肝病毒携带率已经从实施前的 10.5% 大幅降到 1.7%，表明乙肝疫苗确实能阻断乙肝的传染。而且，儿童的肝癌发生率由从前的十万分之 0.52，降低为十万分之 0.13。至于注射乙型肝炎疫苗是否能降低成人肝癌发生率，这个答案可能需要等这批疫苗注射者迈入肝癌高发的四五十岁时（2024～2034 年）才能揭晓，让我们拭目以待，希望这个答案是：Yes！

认识肝硬化

所谓肝硬化是指肝细胞长期重复大量丧失、坏死，造成肝脏纤维化，弹性降低，压力加大，甚至血液流向改变。肝细胞不能维持正常的功能，使得代谢、解毒等作用降低而造成肝疾病。

造成肝硬化的主因除了肝脏代谢异常、慢性肝炎或因胆结石衍生的胆道性肝硬化外，酗酒是最主要的原因之一。酒精在人体里面靠肝脏内的酵素慢慢分解掉，这个过程很容易使肝细胞过度劳累，就好比是肝细胞拿自己的性命去分解酒精。我们知道虽然肝脏有再生的功能，但是肝细胞一旦长期重复坏死之后，取而代之的是一种纤维细胞，这种细胞会让肝脏硬化，且无法进行再生。

肝硬化中、前期并没有明显症状，一旦出现症状，大部分已到了晚期，以下就是常见的肝硬化晚期症状。

肝硬化晚期症状

1. 疲倦：体力减退，容易疲劳。
2. 黄疸：眼白及皮肤变黄。
3. 男性胸部肿大：男性的乳房大起来，医学上称为"男性女乳症"。
4. 出血倾向：牙龈容易出血，皮肤容易淤青。这是因为肝脏制造不出足够的凝血因子所造成的。

5. 解血便或吐血：因为并发食道静脉瘤破裂而出血。

6. 腹水及水肿：肝脏制造的蛋白质不够，因此会出现腹水及水肿现象。

7. 肝昏迷：肝硬化晚期患者，体内的毒素无法经由肝脏解毒，毒素积存在体内，抑制脑细胞的活性，引起肝昏迷。

肝癌常见的六大信号症状

肝硬化晚期之后，就容易转变成肝癌，肝癌常见的六大信号如下：

1. 食欲下降。
2. 体重突然减轻。
3. 不明原因的发烧。
4. 经常感觉疲倦和虚弱。
5. 右上腹胀痛、腹胀及上腹部有肿块。
6. 巩膜泛黄、茶色尿、黄疸现象。

目前肝癌高居台湾地区罹癌发生率前三名，下面是一项肝癌风险预测，用六大指标就能预测 5 ~ 10 年罹患肝癌的概率，准确度达八成。读者可以依照这个表格检测一下，积极预防，避免罹患肝癌。

肝癌风险预测表

六大指标	分类	分数
性别	男性	2
	女性	0
年龄	30~34 岁	0
	35~39 岁	1
	40~44 岁	2
	45~49 岁	3
	50~54 岁	4
	55~59 岁	5
	60~65 岁	6
有无酗酒 （定义：1 周饮用 3 次以上，每次酒精量超过 30 毫克）	有	1
	无	0
家族史	有	1
	无	0
肝功能指数	<15	0
	15~44	1
	≥45	3
e 抗原	阳性	3
	阴性	0

5 分以下，10 年内患肝癌的概率 <1%；

6~10 分，罹肝癌的概率 <10%；

11~16 分，罹肝癌的概率达 69%；

17 分，5 到 10 年发生肝癌的概率约为 70%~80%。

不过上述参考数据并没有包括常吃止痛药等指标，测量时建议需要斟酌加分。潘教授提醒大家，计算出来的数据是在完全没有追踪及治疗下的最坏情况，只要定期追踪及治疗，就可以降低风险，所以携带乙型或丙型肝炎病毒的人一定要定期追踪病毒量、肝功能指数、胎儿蛋白及做 B 超检查。

保肝"六要四不"守则

预防肝癌并没有特效药，了解起因后，保持正常的生活作息规律和轻淡的饮食习惯，同时要适当运动，才能有效地预防肝脏发炎及因肝炎演变成的肝硬化和肝癌。若已经知道自己有脂肪肝、肝炎，就更应该积极养生，不酗酒，这才是健康之道。下面是保肝"六要四不"守则，供读者参考。

六要

1. 要适量摄取复合碳水化合物。
2. 要适量摄取蛋白质。
3. 要多摄取不饱和脂肪。
4. 要多吃维生素 D 和钙的补充剂。
5. 要喝适量的水。
6. 要多食用新鲜有机的蔬菜和水果。

四不

1. 不喝酒。

2. 不吃加工食品。

3. 不喝含咖啡因过多的饮料。

4. 不服过量的维生素及矿物质，尤其是维生素 A、维生素 B3 和铁。

潘教授
小叮咛

　　不管是看中医还是西医，怀疑自己生病就应该迅速就医，千万不要自己到药房乱抓药泡保肝药酒。如果是酒精性肝炎，喝药酒只会愈喝愈糟。况且肝癌有三部曲，每个阶段都有不同的处置方式，所以一定要到正规医院就诊。

第 17 课　认识你的肾脏：
你是慢性肾脏病大军的一员吗？

　　台湾地区肾脏病患者高达 150 万人，但九成的人不知道自己罹患肾脏病！台湾地区肾脏病发生率之高令人担忧。我们该怎么做才能预防肾脏生病呢？

　　经统计，全台湾地区的慢性肾脏病患者已高达 150 万人。但这 150 万人中却有九成不知道自己罹患了慢性肾脏病！那么你可能会问，比率这么高的慢性肾脏病，是否有预防之道呢？

　　首先，我们必须了解肾脏。它主要是将我们身体所产生的废物排出去，如果它正常运作，你就会神清气爽。如果肾脏出了问题，废物排不出去，这时第一个感觉就是觉得非常疲倦，整个人浑身不对劲。我们常听有人说肾脏痛，而肾脏痛的原因有两个，一个是结石，另一个来自细菌感染的肾脏发炎。接下来我们先谈谈肾结石的问题。

彻底了解肾结石

肾结石的形成，是由于尿液中一些浓度高的物质，如钙、尿酸等，结晶、堆积至一定程度而变成结石。其症状视结石的大小和位置而定，通常患者会感到疼痛或有血尿、发炎等不同状况产生，严重的更会导致并发症。

究竟哪些人比较容易得肾结石？根据医学研究结果发现，任何年龄的成年人均可能罹患肾结石。但调查发现，最容易得肾结石的是年龄在 20 岁～40 岁间，生活富裕、饮食良好，尤其嗜食大量肉类（特别是牛排）、鲜少运动的人。其中，男人患肾结石的比率是女人的 3～4 倍。

除了生活习惯的影响外，研究还发现肾结石跟个人体质，也就是遗传基因有关系。另外，若从职业方面看，如卡车司机因工作性质而不敢喝太多水，导致长期水分摄取不足，或是经年累月在大太阳底下工作的人，也会因为大量汗液的流失导致小便量严重下降，尿液浓度因而增高，得肾结石的几率也较大。

预防肾结石最好的方法就是多喝水。如果结石的大小在0.5 厘米以下，医生通常会鼓励患者多喝水，然后利用肌肉松弛剂使其肌肉扩张，使得结石能够顺利排出。

民间也有传闻说多喝啤酒有利于结石排出。事实上，这对亚洲人来说不是一个好方法。因为结石有不同种类，常见的是草酸钙结石，其他还有磷酸铵镁、尿酸、磷酸钙或混合以上各种类的结石。一般说来，大概有 80% 的肾结石与草酸钙有关，啤酒里面本来就有草酸，因此喝啤酒不但没帮助，反而会让结石更严重。

那么如何判断自己的腰痛是单纯肌肉引起的腰痛还是肾结石引起的疼痛呢？一般来说，肾结石大部分是单边痛，如果敲一敲背后脊椎骨左右两边，差不多腰带上的位置，会产生单边敲击剧痛的话，很可能就是肾结石造成的。

如何避免慢性肾脏病

慢性肾脏病的发生与滥用止痛剂或乱服成药有很大的关联，另外糖尿病也是引起肾脏病的一大原因。如果长期服用含有乙酰胺酚类（acetaminophen）以及阿司匹林（aspirin）的复方止痛剂，特别容易引起肾脏的损害。所以建议不管吃什么药，最好都要由医师开处方、药师调剂，长期服药的人也要定期抽血检查，看看肾脏功能有没有问题，或增加尿液检查，以便提早了解肾脏的状况。

除了西药使用不当，有些人喜欢乱买中草药或购买假冒伪劣药物，在不知不觉中服用了过量的马兜铃酸，或含铅、汞等重金属、具肾毒性的中草药以及成药，也很容易造成肾脏的负担。至于和饮食生活习惯相关的，如暴饮暴食，以及酒后喝浓茶、饮食过咸等，也是诱发肾脏病的潜在因素。一般而言，很多代谢性的疾病如高血糖、高血压、高血脂，控制不好都容易造成肾脏发炎或损害，约有50%的洗肾患者是因为糖尿病及高血压所导致的，如果已有"三高"疾病再加上暴饮暴食等不良习惯，会让病情加速恶化。此外，饮水过少或过度也会对肾脏造成伤害。

保肾要诀："三少三多四不一没有"

这里有个简单的保肾要诀提供给读者参考，那就是"三少三多四不一没有"。"三少"指的是要少摄取糖、盐和油，因为糖分太多容易引发糖尿病，或是你本来已经有糖尿病、血糖调节不好，突然吃糖时，就会造成血糖升高。而瞬间血糖升高对很多器官都是莫大的伤害，同时也会造成肾脏的问题。少盐则是对高血压患者而言的。少油则是与血管相关。其实肾脏的血流是非常丰沛的，当血管出现问题的时候，肾脏就会坏死。由此可知肾脏这个器官与血管、心脏都有密切的关系。

至于"三多"则是要多吃蔬菜、纤维，常喝水。此外，养成良好的生活习惯也很重要，谨记保肾要诀中的"四不"：不熬夜、不憋尿、不随便服用来路不明的药物、不抽烟。

"一没有"就是要提醒大家不要有"啤酒肚"出现。因为"啤酒肚"可能代表罹患糖尿病，而糖尿病又是引发肾脏疾病尿毒症的主要原因之一，因此不可不慎。

总之，肾脏保健的方法就是：有任何慢性病一定要治疗，不要乱吃别人推荐的偏方。另外需要再三强调的就是记得多喝水。最后，要定期安排肾脏功能的检查。以上几个原则如果都好好遵守，就可以很好地保护肾脏功能了！

除了注意饮食外，潘教授提醒慢性肾脏病患者还要知道"护肾三三"的方法：就是每三个月定期回诊（预防"三高"），进行血压测量、验尿、验血三种检查。

第 18 课　你是担"心"一族吗？
预防保健求"好心"！

只要有胸闷、胸口痛的症状就是心脏病吗？常见的心脏病有哪几类？有什么方法可帮助我们预防心脏病发生呢？

有个关于心脏病的笑话：有位老太太买大乐透，家人对奖之后发现中了四亿元，但由于老太太有心脏病，家人怕她知道真相后会承受不了，于是拜托医生帮忙。医生灵机一动想到一个办法，就和老太太说："我们来玩'如果'的游戏，如果你中了四亿元，你会怎么做？"老太太很开心地说："我会把其中两亿送给医生，因为你对我很好！"话还没说完，老太太就听到"砰"的一声，结果医生心脏病发作，紧急送医。

这个笑话固然有些夸张，但也告诉我们心脏病有着难以预测的特殊性。一般来说，我们通常只知道某某人患有心脏病，或听过"心脏病"三个字，但对于心脏病的特征或种类一无所知。到底心脏病会有什么症状？它分为哪几个类型？而且最重要的，该如何预防心脏病发生呢？关于心脏病，一般人对其有许多误解，下面是几个关于心脏病的常见疑问与正确解释，供读者参考。

心脏病的常见疑问与正确解释

常见疑问	正确解释
胸口痛就是心脏病吗？	心脏病发作前数小时、数天或数星期，就有可能出现以下征兆：胸口会有压迫感和闷痛感，不舒服的感觉通常会持续超过15分钟，疼痛的区域会从胸口部位延伸到肩膀、颈部、下巴、背部和手臂，有可能同时伴随头晕、昏倒、流汗、恶心、呼吸短促等不适感觉。征兆愈多，愈有可能是心脏病发作，但是也有毫无征兆的心脏病发作。
注意胸口痛就可预防心脏病吗？	胸口痛是心脏病发作的症状，要预防心脏病，首先要注意腰围，女性腰围最好控制在80厘米以下，而男性则是90厘米以下。根据国外研究发现，半数女性第一次心肌梗死发生时，事前毫无明显症状，因此女性必须更加注意心脏病的预防。另外，血压、血糖和血脂也要严密监控。
吃阿司匹林可以预防心脏病吗？	阿司匹林是抗凝血药物，用来抑制血小板凝结成血栓，进而避免血栓造成心肌梗死。急性发作或有心脏病史的人，使用阿司匹林可以促使血栓通过血管，降低心脏病的死亡率，但长期服用容易有肠胃出血、脑出血等副作用，所以不建议健康者将阿司匹林当做心脏病的预防保健用药。
大量服用可抗氧化的维生素 C、E、β 胡萝卜素等可预防心脏病吗？	服用可抗氧化的维生素 C、E、β 胡萝卜素等能否预防心脏病，目前学术界尚未达成共识，饮食均衡、规律运动是预防心脏病最好的方式。
心脏疾病靠一般体检设备检查就可以吗？	心脏病只是一个统称，包括心律不齐、血管狭窄、瓣膜性心脏病、主动脉剥离、心脏衰竭等病症，医生会使用最简单、较不具侵略性、最经济有效的检查方式循序渐进地检查并做诊断。

简单地了解了几个关于心脏病的常见疑问和正确概念之后，大家可能想知道心脏病到底有哪些分类，而目前最常见的又有哪些。总体来看，心律不齐、瓣膜性疾病、主动脉剥离、心血管疾病与先天性心脏病是常见的五大类型。其中瓣膜性疾病是相当常见的。

什么是瓣膜性心脏病？我们的心脏共有四个瓣膜，若瓣膜发生病变就称为瓣膜性心脏病。瓣膜疾病的种类有二尖瓣狭窄及闭锁不全、三尖瓣狭窄及闭锁不全、主动脉瓣狭窄及闭锁不全及肺动脉瓣疾病。

引起瓣膜性心脏病的四大原因

通常瓣膜性心脏病的主要症状有心悸、胸痛、运动后呼吸困难、容易疲劳及倦怠、姿态性低血压及晕倒、相当程度的焦虑、失眠及恐慌。会得瓣膜性心脏病的原因是：

1. 风湿性心脏病：是瓣膜性心脏病的主要原因，约占70%，女性发生概率比男性高，许多是在儿童时期罹患风湿热使得瓣膜变形无法完全封闭所引起的。

2. 退化性心脏病：此类疾病，老年人大部分是主动脉狭窄所引起的，也有中年以后的病人因为腱索过长或者腱索断裂导致闭锁不全，造成二尖瓣脱垂的现象。

3. 感染性心脏病：因细菌、霉菌、病毒感染所造成的瓣膜破坏，大部分患者有风湿性心脏病、先天性心脏病、二尖瓣脱垂等病史，另有一部分则是因为菌血症造成的。

4. 先天性心脏病：通常在婴幼儿时期即会发现有心杂音、生长上的迟缓、发绀等症状，造成先天瓣膜狭窄或闭锁不全。

瓣膜性疾病的治疗方式，若症状轻微，只要避免过重的体力劳动或极剧烈的运动即可。但若症状严重，则需要更换人工瓣膜。

除了瓣膜性心脏病之外，另一种要提醒大家注意的心脏病是主动脉剥离。这一类型的心脏病发生率虽然不高，但危险的地方在于有很高的致命概率。所谓的主动脉剥离，是指供应全身血液的主动脉管壁内层发生裂痕、撕裂，而此裂痕再顺着血管走向往下或往上延伸，形成一条假的管腔。而血块会淤积其中，并压迫真管腔及血管周围组织。剥离的症状会造成主动脉分支堵塞，或心包膜填塞、瓣膜闭锁不全，更严重的则会造成主动脉破裂而导致猝死。

前胸及胸骨后方剧烈疼痛要小心

主动脉剥离的原因主要来自于高血压、外伤或遗传性疾病（如马凡式症候群）。当发生主动脉剥离时，常见的症状有：肌肉被撕裂般剧烈疼痛且持续一段很长的时间，而不舒服的地方常出现于前胸及胸骨的后方，有时候疼痛感也会顺着脊椎延伸及放射，部分会痛到颈部、肩膀及上腹部。也因为其症状复杂多变，因此有时候主动脉剥离与心肌梗死或肠胃系统的疾病难以区分，因此更需要详细的检查以判定其病因究竟为何种。

104

执行保心守则，远离心脏病威胁

最后，要告诉大家最重要的也是简单易懂的"保心守则"，养成良好的生活与饮食习惯，让你远离心脏病的威胁。

1. 戒烟：因为抽烟会使小血管狭窄，易增加血中一氧化碳的含量并降低心脏供氧量。

2. 节制饮酒：过量饮酒会使血液中的三酸甘油酯值升高，并引起血压升高、心律不齐等问题。

3. 饮食要均衡：谨记低钠、低脂肪、低胆固醇、低糖、高纤维及多蔬果的饮食原则。

4. 适当的运动：适当的运动可锻炼心肌耐受力。生活压力过大的人要适时调节，缓和情绪紧张，避免造成心脏负担。

5. 留意发作征兆：若胸闷、左前胸或上腹部有压迫感、胸痛、呼吸困难或感觉消化不良、心悸、晕眩，千万不可忽略，要立即就医检查。

6. 定期健康检查：有时心脏出了问题，却没有明显的症状，当然有时也有可能被你忽略。因此定期的健康检查就可以为你把关，发现问题于初期，避免出现意外。

想维持心脏健康，切记以下"八大'好心'食物"：坚果（例如：杏仁）、薏仁、黑芝麻、菠菜、木耳、海带、芹菜和花椰菜。这八种食物分别有不同的保健功能，如杏仁可预防血小板凝结，降低心脏病风险；薏仁可降低胆固醇；黑芝麻能防止血管硬化；菠菜可预防心血管疾病；木耳抗凝血，预防血管栓塞；海带预防血管阻塞；芹菜降血压；花椰菜加强血液输出功能，缺氧时，心脏较不易受损等。平时均衡摄取以上食物对身体有益无害，也能让你远离心脏病威胁！

第 19 课　失眠真痛苦

现在，人们失眠的情形相当普遍。根据调查，每 100 人当中就有 21.3 人甚至更多有长期失眠的问题。到底是什么原因导致严重的失眠？该怎么做才能改善睡眠质量呢？

睡眠时间要多长算是足够，要如何才能睡得刚刚好？台湾地区的一项"睡眠趋势大调查"发现，2009 年台湾地区失眠人口比 2006 年多出一倍，有 21.3% 的受调查者长期存在失眠的问题，甚至有人同时存在多种睡眠障碍而影响睡眠质量，睡眠问题的复杂程度远超过大家的想象。睡眠障碍有许多种类，其中失眠是最常被人所提及的。造成失眠的原因有很多，未确诊病因之前最好不要随便服用安眠药，那到底该如何解决失眠问题呢？

匹兹堡大学医学院研究人员曾对 1 214 名年龄在 30 ~ 54 岁之间的人进行调查，调查结果显示，睡眠不到 6 小时的人易出现代谢症候群，不仅胆固醇与血压偏高，肥胖的概率也大增，这些症候都是罹患糖尿病与心脏疾病的信号。研究人员指出，睡眠时间在 7～8 小时的人，出现代谢症候群的概率比睡眠不足或睡眠过多的人要少 45%。还有，华威克医学院教授卡布奇欧对 30 000 名儿童及 600 000 名成人进行的多项研究分析也显示，和体重正常的人相比，肥胖的儿童或成人睡眠时间都较短，从研究结果来看，睡眠时间与体重轻重有十分密切的关联。

这篇发表在医学期刊《睡眠》的报告，主要是提醒睡眠不足会造成人体内主管食欲及餐后饱足感的荷尔蒙失衡，导致过度进食与肥胖。

那么究竟应该睡多久才有益健康？专家建议，孩童睡眠时间应在 10～11 小时，青少年应睡 9 小时，成人则宜有 7～8 小时的睡眠。

睡眠障碍

首先，必须了解什么是睡眠障碍，一般来说，睡眠障碍大约可分成四类：

1. 失眠：睡得太少或睡醒后觉得没睡够，难以入睡、半夜醒来好几次，这些都是属于失眠的症状。

2. 嗜睡：睡太多，整体睡眠时间已足够，但该清醒时还在打盹。

3. 生理时钟失调：这类睡眠障碍常见于国际旅行，例如搭飞机到美国产生的时差而导致。

4. 睡眠中异常：睡眠时或睡眠前后出现异常行为，例如：梦游、噩梦惊醒（梦魇）、遗尿、夜惊等。

其中，最常被提及的就是失眠问题，若从病因探讨，失眠症还可分为五种：

1. 因精神方面引起的失眠：忧郁、焦虑、适应不良、压力大、哀恸等负面情绪，严重的精神类疾病比如精神分裂症、躁郁症等也常造成失眠。

2. 因身体疾病引起的失眠：夜尿症、睡眠呼吸终止症候群、夜间腿部抽筋或疼痛性的疾病，比如关节炎、头痛、胃痛等。

3. 药物或食物成分引起的失眠：比如支气管扩张剂、类固醇及一些降压药、中枢神经兴奋剂等，或含有咖啡因的食物。

4. 个人行为引起的失眠：睡前吃太多、过度担心自己睡不着、生活作息日夜颠倒、出国造成的时差问题等。

5. 原发性失眠：原发性失眠是完全没有理由的失眠症类型，只要不是前四种病因引起的，就会被归于第五类。

找出失眠原因才能有效治疗

其实，失眠问题远比我们想象得复杂，有失眠症状时，一定要想办法找出原因再治疗。除了睡眠障碍和失眠病因的探讨外，依照失眠时间长短，还可细分为以下三类：

1. 短暂性失眠：遇到重大压力（如考试或会议）或情绪

过于激动（如兴奋或愤怒的事物）都可能会造成当天晚上受到失眠困扰。

2. 短期性失眠：此类失眠的病因和短暂性失眠雷同，只是时间较长。如丧偶、离婚、男女朋友分手等都可能会引起失眠，只是失眠的时间会较短暂性失眠长一些。

3. 长期性失眠：是失眠门诊患者中，最常遇到的疾病类型。有的是碰到困扰，无法从一些事情或心结、压力中走出，有些则与疾病相关。比较严重者，其病史达数年或数十年，这类型的失眠必须找出其潜在病因，才有痊愈的希望。

了解了失眠的病因、种类之后，该如何判断自己到底有没有失眠症呢？什么情况下，才可称为失眠？读者可以通过下面的失眠症状测评表，来评估自己是否真的失眠。

失眠症状测评表

请问你在两周内是否有以下情况：

□1. 躺在床上超过 30 分钟才睡着。

□2. 睡眠期间忽然醒来的时间超过 30 分钟。

□3. 比预定想要起床的时间提早 1～2 小时。

□4. 睡醒后精神没有恢复。

□5. 睡不好已干扰白天的工作。

□6. 以上情形已超过一个月。

□7. 身体疼痛、不适感干扰睡眠。

□8. 白天心情忧郁、焦虑的状况已干扰日常生活。

□9. 打呼声偶尔会停止，然后又像呛到般继续。

□10. 入睡静止时会觉得肢体有麻、痒不适感而无法入睡。

如果以上的表格中，第1~5题连续都答"是"，或其中有一项答"是"，并且同时也勾选第六项，就代表你已经有失眠的症状。

如果表中选项仅勾选单项或偶尔才出现，基本上不影响自己的睡眠与健康状况，可能与压力有关，也就是调适性的失眠。

如果第7~10题，有任一题答"是"，即可能是疾病造成的失眠，建议可先到各专科诊室处理。

当然，读者可能会有疑问：我们如何判断自己是否需要求助于医生呢？一般建议，每周至少有三个夜晚难以入眠，且持续一个月以上者，就需要治疗介入。其实，失眠是一种相当主观的睡眠问题，及早接受治疗，既可以降低睡不好的频率，也能减少失眠对生活质量的影响。

如何改善失眠的情况

首先，想要睡觉的时候就应该上床睡觉，不要东摸摸西摸摸，等到上床的时候，瞌睡虫早已经跑掉了。

其次，要养成规律的运动及生活作息，避免长期日夜颠倒的生活状态，睡太晚、故意睡太少或太多都不好，要避免白天睡觉，若要睡午觉，建议半小时至一小时就好。

还有，应戒烟、戒酒及减少咖啡因的摄取量，并避免在晚上喝茶或喝咖啡。睡前不宜做运动或吃东西，也不要在床上看书或看电视，保持一个安静的睡眠环境，让精神放松，易于入眠。

最近非常流行用褪黑激素来解决失眠问题。其实服用褪黑激素容易干扰整个内分泌系统的平衡状态，基本上不建议服用。那么若有失眠症状出现时，吃什么药比较好？这个问题最好还是由医生来判定。

潘教授提醒大家，若第一次使用安眠药，可以在星期六试吃，因为第二天有可能会觉得昏昏沉沉的，星期天刚好可以休息。服用安眠药后要立即上床睡觉，因为新一代的安眠药药效较快。每天服药容易造成心理依赖，因此可与医生讨论一周服药的天数（如2~3天或3~5天），药的种类、剂量、停药等状况都要与医生充分沟通，避免造成身体的其他伤害。

安眠药是解决失眠最不得已的方式，最理想的做法是通过运动及其他放松心情的方法来解决失眠问题，这样对身体最健康！

1. 躺在床上仍无法入睡时，再使用医生开的镇静安眠药。

2. 服用药剂时要遵医嘱，服用可达效果的最低剂量，切勿自行加量。

3. 使用镇静安眠药7天至10天后，失眠症状仍无法改善，甚至恶化，请告知医生，评估是否另有失眠原因，寻求其他治疗方式。

第20课　威胁众多人的糖尿病

根据统计，仅台湾地区 45 岁以上的人，每 10 人中就有 1 人是糖尿病患者，而且有更多的人不知道自己的血糖已经过高，直到发病时才知道自己有糖尿病，此时再怎么懊恼都已经来不及了。

根据统计，仅台湾地区 45 岁以上的人当中就有 9.2% 的人是糖尿病患者，也就是大概每 10 个人中就有 1 人，而每年约有 25 000 人会被医生告知 "有糖尿病"。为什么会有这样的情况呢？这是因为很多人并不知道自己有糖尿病，都是等到发病以后才发觉自己血糖过高。

如何判定罹患糖尿病

在公元前 1550 年，古埃及就有形容糖尿病多尿的相关文字记载；公元 2 世纪，古希腊哲学家亚里士多德就用拉丁文

diabetes（多尿的意思）来描述病人多尿的现象；公元 5 ~ 6 世纪，中国、阿拉伯、日本的医生先后发现糖尿病的另一个重要病征，即为"甜尿"，因此糖尿病之名就此得来。

常听有人说自己没有糖尿病，只是血糖高一点，少吃一点糖就好了。在医疗诊断上，判定糖尿病的依据是血液中的葡萄糖含量，检测种类有两种，一种称为饭前血糖（空腹 8 小时），另一种则是饭后血糖（吃饱后 2 小时）。

若在刚吃饱一小时之内检验血糖，数值可能会很高，最理想的测量时间是饭后两小时，如果测出来的数值低于 1400（毫克/升），就算过关了。

至于空腹血糖，需空腹 8 小时以上，数值若在 1 100 ~ 1 260 算是边缘值，超过 1 260 就可诊断为糖尿病，必须用药控制了。当血糖高过 1 260 时，尿中其实仍测不出血糖，要高达 1 800 毫克/升才会测得出来，但如果到达这个数值，说明不仅胰脏有问题，可能肾脏也会有严重麻烦，属于糖尿病中晚期的症状。

有人曾问潘教授，自己的血糖值是 1 260，那算不算是糖尿病呢？潘教授告诉大家，美国糖尿病学会修改了糖尿病诊断标准，除了原来的血糖值外，新增了"糖化血色素"的标准，如果糖化血色素大于 6.5%，也可以诊断为糖尿病了。糖化血色素是红细胞中的蛋白质之一，血糖会附在血色素上面，血糖越高，血色素被糖化的比率也就会越高，以往都是用来判断 3个月内糖尿病患者控制血糖的好坏，现在也可以用来评估是不是得了糖尿病。

114

主要项目	已经多久？有无恶化现象？
有感觉丧失吗？	如果有，请进一步说明
造成行动不便吗？	如果有，请进一步说明
目前是否出现其他症状？	如耳鸣、流泪、眩晕、疲惫、僵硬、胀气、烦躁、莫名心悸、胸闷、睡眠障碍、肠胃欠佳、情绪忧郁、躁动不安、便秘困扰、发作前有预兆等
现在生活模式相关数据	如长期伏案工作、长期休息不足、需搬运重物、工作繁杂、生活单调无趣、家庭关系紧张、长期计算机操作、热衷户外活动、好静、休养中、健康型规律生活、洁癖习性、事必躬亲、爱好社交活动等

止痛药的类别与功能

　　要达到止痛的目的，最快捷的方法莫过于到药房买止痛药。而止痛药的种类可以分为两类：第一类是乙酰胺酚，如普拿疼、脑新等，功能为止痛、退烧。第二类是非类固醇类消炎止痛剂（NSAIDs），如阿司匹林，功能除了止痛及退烧以外，还多了消炎。两种药的用法可以用"消炎"来作为区分。举例来说，喉咙痛多半是发炎才会痛，所以可以吃阿司匹林来达到消炎的目的，而一般头痛、经痛等并没有发炎，所以吃第一类的乙酰胺酚就可以了。一般的头痛、经痛、肌肉痛、关节痛、腰痛、背痛等吃这两种止痛药是有用的，然而并不是每一种疼痛都可以通过服用上述两种止痛药来达到，比如说胃痛。

　　由于乙酰胺酚类的止痛药对肝脏负担很大，经常服用很容易得药物性肝炎，所以剂量的控制非常重要。乙酰胺酚类止痛药一般一颗500毫克，吃后大约一个小时即可止痛，但若疼痛感还持续，则在两小时后可以再补一颗，但是建议一天内不要超过3 000毫克。潘教授提醒大家，除非经过医生同意，否则千万不能混用两种以上的止痛药（比如阿司匹林和普拿疼），因为混用止痛药很容易加强药物的副作用，导致肝肾中毒。

止痛药种类	效用	特性	副作用、使用禁忌
乙酰胺酚	止痛、退烧	1. 不具抗风湿或消炎作用。 2. 不具抑制血小板凝集及凝血功能。 3. 不会刺激胃肠道。	1. 超过建议剂量会有很严重的肝毒性。 2. 绝对禁止和酒精并服。
阿司匹林	止痛、退烧、消炎	1. 具抗风湿或消炎作用。 2. 具抑制血小板凝集及凝血功能。 3. 会刺激胃肠道。	1. 使用过量会恶心、呕吐、上腹部不适，严重胃肠道出血或诱发溃疡、支气管痉挛过敏反应、伤肝、肾损。 2. 儿童、青少年不宜使用。 3. 服用抗凝血剂患者需遵医嘱使用。 4. 治疗孩子的伤风感冒用阿司匹林易致雷尔氏综合征。

鉴于以上所述，在这里还有一点要请大家留意，那就是在天气多变化的时节感冒的人很多，有些患者会买甜甜的感冒冲剂用来舒缓症状。但这种冲剂也含有乙酰胺酚的成分，不是维生素或保健品，如果喝了冲剂再吃医生开的药，肝脏的负担会过大，无法代谢药物产生的毒素，肝脏细胞容易坏死，临床上有很多急性肝炎，即是过量使用乙酰胺酚类制剂所致。

因此，美国食品药品管理局咨询委员会建议：

1. 禁用目前使用最广的两种处方镇痛剂 Percocet 与 Vicodin，因在美国由于过量服用这类药物每年造成 400 多人死亡，42 000 多人住院。

2. 将高剂量药物列为处方药。

3. 降低非处方药的乙酰胺酚最高允许剂量，从每颗 500 毫克降至 325 毫克。

4. 将相关药品改为小包装。

5. 使用说明书上标注具有强烈警示作用的黑框警语，以说明该药品可能会引起严重的肝脏伤害。

虽然我们现在使用的相关药品多为小包装，而且使用说明书规范严谨，但为防止发生类似美国的药物中毒事件，仍需小心。

手术后的疼痛控制

目前手术后的疼痛控制已有很好的方法：

1. 硬膜外腔或脊髓腔内注射少量吗啡类药物。

2. 患者自控式止痛法（Patient Controled Anagesics，PCA）。

PCA 是目前被广为推荐的术后止痛方式，这是由医生设定好的一个输注止痛药的装置，除了可以按照原先已设定完成的药量自动给药，让药物保持平稳特定的血液中浓度外，也可以让患者在安全许可的范围内自行斟酌控制药量。

PCA 使用的药物以吗啡为主，当病人感到疼痛时，按下手边按钮，立刻就有止痛药注入体内，迅速达到止痛效果，十分方便。而且医生会针对不同病人的需求，设定安全剂量并锁定时间，若在短时间内想要重复增加剂量或不慎碰到也不会给药，所以不需担心药物过量的问题。

手术后的疼痛会随着时间而慢慢减轻，2～3日后，就可改用口服止痛药，停止使用PCA。

在癌症治疗中经常会使用吗啡止痛。很多人认为使用吗啡会上瘾，所以不敢按止痛控制器，这是不对的。因为这时忍痛对病情非但没有帮助，反而会让病人更辛苦，无法以轻松的心情去面对疾病，也会影响治疗效果。而且前面的内容已提及，止痛控制器有安全机制，绝不可能会过量，因此大家可以放心使用。

第 26 课　减肥为何愈减愈肥？

想变苗条，有的人选择饮食控制、运动、针灸、药物减肥，这么多减肥法，到底哪个最有效？喝豆浆真的能减肥吗？为何体重减轻，大臂部位的赘肉还不消失，而且总是愈减愈肥，到底哪里出问题了呢？

减肥的不二法门为少吃多动，而人们最常听到的方法包括饮食控制减肥法、运动减肥法、药物减肥法、针灸减肥法、外用减肥法（例如使用塑身衣或减肥霜），还有一些则是食用特殊食物的减肥偏方，例如豆浆减肥法、苏打饼干减肥法以及喝红酒加奶酪的减肥法。受篇幅所限，我们只针对较常见的几种减肥方式及其原理进行说明，并告诉读者到底真正有效的减肥方法是什么，以及减肥期间必须注意的重要事项。

饮食控制需注意食用顺序和分量

最常见的减肥方法就是饮食控制。那么到底要如何控制饮食才能达到减肥的目的呢？首先，吃下的热量要比平常所需的热量少，让身体使用已储存的能量，达到减肥的目的。接着有人会问那该怎么吃，假设一个人一天摄取的热量是 2 000 卡，那这 2000 卡集中在晚上吃和在早餐吃效果一样吗？答案是不一样。因为早上人体的新陈代谢较旺盛，因此早餐吃进 1 000 卡，身体可有一整天的时间消耗这些热量，但如果都集中在晚上进食的话，由于接近睡眠时间，消耗热量的时间就会缩短。因此，建议睡前的 2 ~ 3 个小时不要进食，给肠胃足够的消化时间，以便在睡觉时可以好好休息。接下来，我们把减肥时要注意的饮食顺序以及三餐的分配，以列表方式呈现，使读者对减肥期间的饮食控制能有更清楚的了解。

减肥者需注意的进食顺序

顺序	食物类别	注意事项
1	蔬菜	多摄取黄、绿、红、白、紫五色蔬菜
		蔬菜尽量用水蒸煮烹调
2	汤	尽量选择清汤而不是浓汤
3	鱼、肉、蛋	不要用油炸、煎的烹调方式
		多用卤、蒸、炖的方式
4	米饭	选择糙米、五谷米等取代白米饭
5	水果	选择低甜度水果

以上表格是针对控制食物摄取量可以采用的进食顺序。若已有固定的食物摄取量，可先吃蛋白质，后吃碳水化合物，让血糖以最慢的速度上升，两餐之间尽可能间隔四个小时以上再

进食，比较不容易产生饥饿感。

减肥时三餐的分量分配

三餐	分量分配	建议
早餐吃得好	30% ~ 40%	绝对不可省略早餐
		可以增加淀粉类食物
		可考虑加入坚果类
		水果建议早餐时食用
午餐吃得饱	30% ~ 40%	注意增加蔬菜、水果的分量
		吃盒饭不要搭配饮料
		吃饱后不要马上睡午觉
晚餐吃得少	20% ~ 30%	减少淀粉类食物量（甚至不吃）
		多增加蔬菜摄取量
		吃晚餐时间不宜过晚

塑身、减肥大不同

关于运动减肥，相信许多人相当有心得。但有一点要提醒大家注意的是，塑身与减肥是两件不同的事情。所谓减肥，是指全身都会瘦，但身上的"蝴蝶袖"跟大腿赘肉可能还是会存在。所以如果对身体某些部位不满意的话，应该是进行局部塑身而不是减肥。至于塑身的原则，是指平常摄取的食物热量正常，再经由体适能教练的指导做特殊部位的训练或活动。

要通过运动瘦身，做什么类型的运动比较好？建议读者最好选择有氧运动。有氧的意思是指在运动的时候，身体仍可以充分获得足够的氧气，持续产生足够多的能量让肌肉活动，这样的运动可进行较长的时间，让身体消耗更多的热量。

有氧运动的强度不需要太大，譬如快走、游泳、骑自行车、慢跑或是使用跑步机等都可以。至于有氧运动是否可以塑造好的身材，答案是肯定的。虽然它的塑身效果不如局部运动好，但身材可以从"大西洋梨"变成"小西洋梨"，体态还是会有所改善。

很多人喜欢做仰卧起坐，这种运动属于局部运动，也就是塑身运动。反复做同一项收缩某块肌肉的动作有两个基本效果：一个是增加热量消耗，一个是使肌肉结实强壮。但累积在局部的脂肪，不可能靠局部运动减去，仰卧起坐只能锻炼腹肌，而且很容易伤到腰。

用药减肥需留心

用减肥药减肥也是常见的减肥法，这种减肥法并非完全不能采用，但有严格的限制。一般说来，若有肥胖问题（指 BMI（身高体重指数）在 $27 \sim 30$ 之间，BMI ＝ 体重（kg）÷身高的平方（m^2））且同时伴有高血脂、高血压或糖尿病，就可以使用减肥药减肥。另外就是 BMI 超过 30 时，已属于病态型的肥胖，不必伴随任何其他症状，就可以用药减肥。

大部分减肥药的原理是通过释放大脑中食欲中枢的神经化学物质来抑制食欲。当这种神经化学物质多时，人就不想吃东

154

西。相反地，如果这种神经化学物质少了，就会有食欲。所以，减肥药进入身体后，会增加食欲中枢的神经化学物质，这样就会使减肥者没有进食的欲望。可是，这种减肥方式会产生一个问题，就是除了提高这种神经化学物质的量以外，服用药物的人血压和心跳也会上升。这虽然不至于造成太多问题，但如果用药者原本就有心脏病或心跳不规律，其发生猝死的概率就比较高。

针灸减肥需找合格医生

另外一个常见的减肥方式，就是找中医针灸减肥。一般针灸减肥是在身体特定部位施针，通过刺激相关穴位促进身体脂肪代谢，消耗囤积在人体内部的脂肪，再配合少吃、多运动的方式，达到减肥的功效。这种减肥方法在合格的中医师执行下基本上不会有问题。不过，因施针不当引起发炎溃烂的状况时有耳闻，面对这种侵入性的减肥方式，还是希望大家以安全为前提，一定要找合格的医生。

塑身衣和减肥霜是无效的

还有很多人会通过使用塑身衣或减肥霜减肥。塑身衣基本上是没有效果的，最主要还是得配合运动。如果穿塑身衣却不运动，肌肉还是会松弛。至于减肥霜，根本无法进入皮下脂肪，对身体的脂肪代谢过程不能发挥任何作用。因此建议大家，要减肥还是得靠运动和饮食控制。

中药的减肥茶不伤身？

山楂具有降血脂助消化的功能；陈皮调气、利湿，也可健胃整肠利消化；决明子除了对眼睛很好外，润肠通便也是其主要功效。这三味中药常见于一些流行的减肥茶配方中。想减肥者，最好先找合格的中医根据个人体质调配适当的药材剂量，未经验证的偏方不要乱喝，这样才能保护身体的肝肾不受伤害。

不管使用哪一种减肥方法，最重要的是先了解自己的身高体重指数是多少？这样才能知道是要选择少吃多动，还是正常吃、多动的减肥方式。至于减肥速度，以一星期不超过 1 公斤为宜。总之，还是要少吃、多动，再加上正确的生活方式，才能成功减肥。

第 27 课　运动瘦身的疑问

减肥最好的方式就是运动，但不论做什么运动都可以减肥吗？只靠饮食控制难道不能瘦身吗？经常骑自行车、跑步，会不会变成"萝卜腿"？常运动是否会加速身体老化呢？

大部分人都知道，若想减肥，最好的方式就是通过运动让自己瘦下来。可是提到运动，大家心里也常会有疑问，减肥一定要运动吗？运动真的能让体重变轻吗？会不会又反弹呢？所以在这里，我们就来好好讨论一下关于运动瘦身的几个常见问题。

在开始进入正文前，我们要先确认一下到底什么样的情况才能称为体重过重。判定体重过重的方式，是以 BMI 值作为标准。如前文所说，BMI 值就是体重（kg）除以身高的平方（m^2）。比如一个人身高 170 厘米，体重为 65 公斤，那么 BMI 值就是 $65 \div 1.7^2$。而如何判定体重是否正常，这里有几个数值可供参考：BMI > 24 为体重过重，BMI > 27 属肥胖，而 BMI 值在 18.5~24 为正常范围，当然，如果小于 18.5 的话就代表体重过轻了。

在简单地讲解完体重的判定值之后，我们要开始进入正题，也就是要厘清几个关于运动的常见疑问。

1. 减脂一定要运动吗？是否可以只靠饮食控制就好呢？

若只是单纯依靠少吃减肥，身体会因为长时间热量不足而降低新陈代谢率，以应付热量吸收不够的情况，所以长期少吃不运动，会因为新陈代谢率降低导致减肥的效果不佳。然而运动不但能增加热量的消耗，最重要的是还能增加体能与心肺功能。

对于减肥者来说，最重要的是减脂，因此建议大家在运动时，可以选择有氧运动，燃烧多余的脂肪，等到体重与脂肪都下降时，再加入肌力训练，达到增加肌肉量以提高新陈代谢率的目的，而且采用这种运动方式不易反弹。当然，从减肥的角度来看，少吃比运动更有效一些。因此要想减肥就要控制饮食，但如果要减脂，就一定得靠运动才能达成。

不过，这并不代表减脂不能单靠饮食控制，而是说虽然少吃也会减脂，只是在比例上来说较不理想。运动可以提高我们的新陈代谢率，要有效地减肥，应该是要先抑制口腹之欲，然后加入运动，双管齐下效果会更好。

潘教授建议先节食再加强运动，可控制饮食 4~8 周之后再加强运动，如此一来，通过运动促进交感神经分泌肾上腺素，就可以突破减肥的瓶颈。

2. 运动一定能够使体重变轻吗？

不一定。运动不见得一定会使体重下降，但是对于加速新陈代谢、降低体脂肪、增加体能都很有帮助。想减肥的人，应该从饮食控制开始，配合运动，才能有效地减脂减重。若已达成减肥目标，也要继续保持运动的习惯。在这里要提醒读者，减肥必须配合饮食控制，如果只运动，但饮食正常，体重未必会减轻。不过，我们之所以运动，最重要的是增强肌力、新陈代谢率以及体能。而且体能的增加可以帮助我们有更好的身体来对抗疾病。下面将常见的各种运动可以消耗的热量列表供读者参考。

常见运动每小时可消耗的热量（以体重60公斤计）

运动类型	每小时消耗热量
骑自行车	180 大卡（约等于 2 块萝卜糕）
走路	186 大卡（约等于 1 个葱花咸面包）
快走、游泳	264 大卡（约等于 1 碗清汤面）
打羽毛球、排球	306 大卡（约等于 1 块巧克力鲜奶油蛋糕）
打篮球	360 大卡（约等于 1 碗面线）
打网球、爬山	432 大卡（约等于 10 个水饺）
跑步	792 大卡（约等于 1 碗牛肉面 + 3 个水煎包）

日常身体活动量之热量消耗表

活动项目	男女 （大卡/公斤/分钟）	女 （大卡/公斤/分钟）
骑自行车	0.057～0.086	0.047～0.075
打网球	0.132～0.203	0.127～0.16
散步（约4公里/小时）	0.052～0.07 大卡×公斤×运动分钟数	
快走（健走）（约6公里/小时）	0.07～0.085 大卡×公斤×运动分钟数	
慢跑（约8公里/小时）	0.11～0.155 大卡×公斤×运动分钟数	
游泳（中等速度）	0.105～0.14 大卡×公斤×运动分钟数	
备注：以体重55公斤女性为例，快走（健走）60分钟，热量消耗值为0.07～0.085大卡×55公斤×60分钟=231～280.5大卡		

3. 大量运动会让我们比较容易老化吗?

如果会发生这样的状况，通常是由于进行的运动不适当所造成的。也就是说如果在短时间内做太激烈、超过自己能力的运动，导致体温急速上升，就会产生过多的自由基而造成老化。所谓的自由基，就是一种具有强烈氧化力的物质，而这种物质过多会损害身体的细胞，引发疾病。

4. 伸展运动因为不消耗热量，所以减肥者可以不必做?

伸展运动的重要性不在于其能否消耗热量，而是要让关节的活动度在平稳的状态中展开到极限，也就是所谓的拉筋，以增加肌肉、肌腱和韧带的伸展性，从而在运动的时候降低肌肉、肌腱受伤或肌肉酸痛的机会。尽管在减肥过程中，有氧运动和肌力训练是重点，但两者都需要肌肉、关节和韧带等组织相互配合才能完成。如果肌肉弹性不够，或是关节、韧带太紧绷，都容易造成运动伤害。伸展运动会使我们的肌肉更有弹性，所以非常重要，潘教授建议运动前后都需要进行伸展运动。

5. 骑自行车或跑步，会不会让我们的腿变得更粗呢？

不会。其实有的人不跑步也有"萝卜腿"。如果跑步或是骑自行车的姿势正确，不会造成"萝卜腿"。但要注意的是，做完这些运动，最好马上做伸展运动让肌肉放松，再配合一些脚部按摩，这样不但不会有"萝卜腿"，还能让腿部线条更漂亮！切记，无论是运动前还是运动后，都要做伸展运动。

6. 肌力训练会让女士变成"女金刚"吗？

不会。因为即便是男士想要练出大块肌肉，除了要进行肌力训练，在训练结束后还需要补充大量的蛋白质再加上碳水化合物才会有成效。所以女性朋友不必害怕肌力训练，这种训练有助于我们找回身体应有的肌肉量，并提升基础代谢率。

7. 运动后肌肉酸痛是否代表肌肉拉伤？

不一定。运动后的肌肉急性酸痛通常是因为肌肉突然激烈或长期运动，并伴随着肌肉僵硬感，一旦停止运动，酸痛感就会渐渐地消失。一般来说，没有运动习惯的人刚开始运动的时候，身体摄取的氧气量不足以应对运动时所需的氧气量，就会发生缺氧的现象，造成肌肉疲劳，让肌肉感觉酸痛。所以运动要循序渐进，逐步增加强度、时间和频率，让呼吸系统可以逐渐调整身体摄取的氧气量。当肌肉酸痛的时候就表示肌肉感到疲倦了，勿过度持续运动而造成运动伤害。若是肌肉受伤、肌肉痉挛或结缔组织异常所引起的迟发性酸痛，则酸痛感会持续较长的时间。

另外，对于肌肉酸痛的缓解方法，潘教授建议读者可以泡热水或使用热敷袋。只要将热敷袋放在感觉酸痛的地方进行热敷，差不多30分钟，缺氧时所形成的乳酸就会慢慢消退。

正确运动瘦身的秘诀，最主要的就是谨记"333原则"，也就是每周至少运动3次，每次超过30分钟以上，心跳达到每分钟130下为原则（有其他疾病的人，遵从医嘱）。建议一开始可以先设定简单的目标，达成后再增加运动量，这样才能维持恒久又有成就感的运动。

第28课　你不知道的八个喝水秘密

人体内60%～70%是水分，喝水真的很重要。但是，一天的饮水量应该要多少最好？运动时喝运动饮料比喝开水好吗？睡前真的不能喝水吗？瓶装水到底能不能喝？喝水该怎么喝才是正确的呢？

白开水我们天天都在喝，但是应该怎么喝？喝水又有哪些事情是要注意的？接下来我们将从最基础的理论开始分析，然后让读者了解八个重要的饮水原则，从而养成良好的饮水习惯。

喝水有多重要？水是人体结构中占比例最多的成分，人体中约有60%～70%是水分，人体的七大系统，包括循环系统、消化系统、呼吸系统、运动系统、内分泌系统、生殖系统、免疫系统都需要水来运作和平衡，缺水会造成人体器官组织病变和老化，严重的会危害生命。而多喝水不仅可以避免许多疾病，比如尿酸、结石、中暑、感冒等，还可以排毒，促进新陈代谢。

关于喝水，大家心中一定有许多想知道的问题。我们在这里将重要的概念整理成八个要点，让读者能够清楚了解正确的饮水方式。

1. 晚上可适量喝水

很多人都说睡前不要喝水，否则第二天起床时眼睛会肿，或者常听有的明星为了减肥而倡导晚上 6 点以后不喝水。其实人体中有 60% ~ 70% 是水分，血液中有 80% ~ 90% 是水分，如果身体缺水，血液会变浓稠，从而影响血流速度，造成血液循环不良，容易引发中风或心肌梗死。

既然如此，究竟该怎么喝水比较好呢？建议大家白天喝水时小口小口地喝，最理想的情况是大概每 5 分钟就喝一口；睡前一个小时可适量喝水，约 50 毫升 ~ 100 毫升即可。至于喝水导致水肿的问题，并不代表不喝水就能避免水肿。正确的做法应该是"以水排水"才对，因为多喝水可以促进身体的新陈代谢，让身上多余的水通过代谢的方式排掉。

2. 起床第一件事就是喝水

常听人说起床后第一件事情就要喝杯温开水，可以帮助排便，为什么呢？首先，起床时因为身体姿势的变化，使得大肠和直肠推动粪便的速度比平常更快。其次，空腹喝水，可以刺激肠胃蠕动，连带产生便意。第三，起床后喝的水会很快被肠黏膜吸收进入血液，可有效地促进血液循环，同时帮助身体排出体内毒素，滋润肌肤，让皮肤水嫩又漂亮。至于起床时该怎么喝水呢？建议最好喝室温 25℃ 的温开水，若冬天气温低，可以加一点热水饮用。有一种说法是，起床后喝盐水会比喝白开水好，这是完全没有根据的说法，读者无需采信。另外，潘教授提醒大家，早上起来的第一杯水最好不是果汁、可乐、汽水、咖啡、牛奶等饮料。因为汽水和可乐等碳酸饮料中大都含有磷，会在代谢过程中加速钙的排泄，降低血液中钙的含量，长期饮用会导致缺钙。而另一些饮料有利尿作用，清晨饮用非但不能有效补充肌体缺少的水分，还会增加身体对水的需求，反而造成体内缺水，因此要特别注意。

3. 运动前喝水比较好

很多人都只在运动后喝水，而且认为运动前不需要喝水，其实这样的观念是错误的。运动前最好先喝一点水，因为这样做会帮助血液循环，加快新陈代谢，在运动时供给肌肉足够的氧气与能量，避免肌肉因缺氧造成的肌肉酸痛或运动伤害。由于运动时会大量出汗，所以在运动前和运动中都要喝水。如果等到渴了才喝，表示身体已经处于极度缺水的状态，这时才补充水分，就有点来不及了。

至于运动饮料到底要不要喝？正确的答案是不需要。因为运动饮料通常含有钾离子，在正常的情况下，若补充大量钾离子，为了维持身体的平衡，肾脏就要多做工以便从尿液排出过多的钾离子。若体内钾离子浓度降低，肾脏会进行再吸收的运作，所以不用担心运动完以后，身体的钾离子浓度降低。因此，建议还是喝白开水，让身体自行平衡体内的钾离子比较好。

4. 喝酒时要记得同时喝水

很多人饮酒回家后，睡到半夜起来会感觉头晕、口渴，或第二天感觉口干舌燥。这是因为酒精利尿，喝完酒后就想上厕所，排出过多的水分。且酒精会使血管扩张，体温上升，此时人会发汗，让身体失去更多水分。因此建议读者喝酒的时候，一定要同时补充水分。尤其是在喝烈酒时，最好喝一杯酒就马上喝一杯水，或者以1：1稀释也可以。另外，为了健康着想，切记每个人每天摄取的酒精量一定不能超过30毫升，例如酒精浓度为30%的酒，不要超过100毫升的饮用量。

5. 天黑后再烧水比较好

有个说法是天黑后烧开水，饮用的水质会比较好。其实这种说法是因为大部分人白天多半外出工作，水管中的水都没有使用，容易有沉积物。但是每栋建筑物水管的状况不一样，因此建议读者回到家中烧水，最好先把前面那一段的水放掉之后再使用会更好。但如果家中已经装了过滤器，24 小时都可以烧开水。

6. 焦躁疲惫时，喝杯水立即头脑清醒

如果觉得很累或者情绪很焦躁，大脑没有办法集中注意力的时候，喝一杯水可以让大脑清醒过来。因为身体缺水会造成血液浓稠、循环不佳，结果导致细胞获得的氧气及能量不足，于是让人感觉昏昏沉沉的。身体缺水可能会让人感觉燥、热，表现出来的症状有口渴，舌头或嘴唇太鲜红、干燥，手心与脚掌发热以及干咳、便秘等情况。此外，眼睛或皮肤干涩也需要多补充水分。

7. 喝水不要大口要小口

喝水时要小口小口地喝，因为一次灌下太多水，肾脏就会收到进水太多的讯号，便加快排尿的速度，反而让喝下去的水大部分流失掉，并没有达到多喝水让身体拥有足够水分的目的。而且喝水喝得太快，也容易引起胀气。

除了小口喝水外，台湾宏恩医院胃肠肝胆科主任谭健民医生也建议，还要有一个步骤，那就是"含一含再咽下"！原因

如下：

1. 咕噜咕噜地大口喝水，容易将过多的空气喝入胃肠道中，导致胀气，造成胃肠不适。

2. 可以使入口的水温变得与人的体温近似，而不会过冷或过热。

3. 可避免因快速喝水而导致胃一时之间快速膨胀，刺激胃细胞分泌过多的胃酸甚至消化酵素，使得胃长期处于高酸以及高消化酵素的环境中，进而让胃黏膜受到伤害。

4. 可以让嘴巴多享受一下水的味道，并进一步让口腔黏膜有更多的时间来接受水分的滋润，这也是喝水解除口渴最好的方法。

换言之，正确的喝水方法也是很好的养生保健之道。

8. 瓶装水容易长细菌

呼吁读者尽量不买瓶装水，一方面是因为环保，另一方面主要是因为瓶装水的瓶口容易滋生细菌。只要是瓶装的饮料，开瓶后会因为嘴巴或手的接触很容易有细菌滋生。除了尽量不要用嘴巴贴着瓶口喝水，也不要连续几天都重复使用同一个瓶子。当然，若不得已非买瓶装水不可，开瓶之后一定要尽快喝完。

谈完了如何喝水，可能就会有读者想问：一直让我们喝水，那水喝多了会不会中毒？因为几年前曾有一则新闻，说美国加州一名 28 岁的妇女参加比赛（在 3 小时的竞赛中，喝下最多水而且没有上厕所的参赛者就能抱回一台任天堂 Wii），一下子喝入大量的水，结果死于水中毒。经过媒体及网络传播，有很多人担心喝多少水才安全，其实不要担心，正常人每天喝水控制在 2 000 ~ 3 000 毫升之间，就不会出现喝水太多中毒送命的情况，不要自己吓自己。

水中毒（water intoxication）是指过量的水进入血液后，会稀释钾、钠离子在血液中的浓度，改变细胞内外的渗透压，从而造成低钾、低钠血症。但健康的人喝大量水中毒是"少之又少，几乎不会"，当然被医生限制饮水的病人除外。

潘教授 小叮咛

吃药一定要白开水送服吗？确实，以白开水送服药物是最好的选择，它除了可以帮助药物顺利入肚外，其本身也不会对药物本身及其效力产生影响。有些抗生素（如四环素类）的吸收会受到镁、铁、钙等矿物质的影响，所以服用时不该佐以含有丰富矿物质的牛奶或豆浆等饮品。较为特殊的是属于还原抑制剂的降胆固醇药 atorvastatin 及 simvastatin 等，它们的代谢会受到葡萄柚及葡萄柚汁的影响，所以在服用期间要避免食用葡萄柚及其果汁。

关于幽默风趣的保健室主任

中年男子的魅力——潘怀宗博士/教授

这是 BODY 杂志创刊 15 年来第一位专访的男性。

能登上杂志的人，女的要美，男的要俊俏，偏偏这位"师奶杀手"两种基本条件都不具备，但他凭什么能上以"美"为出发点的时尚杂志？他的魅力全来自强烈的亲切感，他比任何一个人都懂得保养，这个保养却不是外在，而是内在，他就是药理学教授——潘怀宗博士。

他虽不是医生，但什么疾病都能讲，而且讲解得比专科医师都还要清楚，且浅显易懂，称得上是第一位用非常口语化的表现方式来讲解医学、教人们认识疾病、注重保养的人。潘怀宗的个人特质，让老人、小孩都愿意听他讲话，听他上课。

爽朗的笑声与亲切的笑容是师奶杀手的武器

录像前 10 分钟，潘老师总是笑眯眯地走进摄影棚，从容不迫地拿出数据，整场录像都是他爽朗的笑声。这位保健室主任一点都不严肃，头脑清晰得不行，让人很难想象他是个每天早上六点钟就准时起床的人。对我们这些小辈来说，早起是一种折磨，虽然我也是天天六点起床，但到了录像时间，却已经是哈欠连连，然而坐在一旁的潘老师却仍是精神奕奕。

看得开，不计较，让自己常保心情愉快

家中排行老二的潘怀宗，也是唯一的男丁，却没有任何上有高堂老母、下有妻子儿女的压力。

为什么他每天心情都可以如此地开朗？潘怀宗笑着说凡事别太计较，要看得开，自己拥有乐天派的个性，碰上再难搞的事，都可一笑置之。"哎呀，我的个性就是这样，你不能改变别人的想法，但是却可以改变自己对这件事情的看法，这样就好啦，哪会有什么烦恼！每天都要过得很快乐。"

早上七点准时进入阳明大学医学院办公室，开始处理公事、开会、上课，接着离开学校，处理选民意见，录像，午餐只吃清淡食物，不吃太油腻的食物，因为油腻会让人犯困。午餐吃得愈简单愈好，蔬菜的量一定要比肉类多，从不用咖啡提神，这就是让他在下午能继续保持充沛体力的方法。

晚上打电话到潘老师家，一定能找得到他，因为他从不外宿，他是爱家的男人（典型巨蟹座），像新好男人一样，喜欢把时间留给家人，而不愿在外面应酬。

他自嘲地说，自己是跟着太阳作息，太阳出来他就出去上班，太阳下山他就回家，秉持着"日出而作、日落而息"的生活态度，不喜欢晚上没事还待在外面。他一直强调自己不喜欢应酬，几乎是讨厌应酬，这跟许多晚上要赶着"跑摊"的人们实在有很大的差别。他说，如果是人情，或是有从远方来访的国外教授，或是需要接待外宾的宴会，就不得不参加了，不过这也是很久才一次。

拉近医病关系的推手

我自己跑医药线新闻已经十多年了，绝大多数的医生不会把深涩的医学专有名词"口语化"，甚至还会夹杂一些英文，有时连我都听得"云里雾里"，那患者更是"有听没有懂"。

社会上常有就医不愉快的事件发生，因此有很多人向潘怀宗抱怨，发泄不满情绪。当时在阳明大学教书时，潘教授就想把健康教育扎根的工作普及化。"我不是一个医生，只是药理学的教授，却听到太多患者对救人的医护人员有着无数的怨言，如医生对待病人的态度骄傲，要不然就是家属问问题，医生都不太愿意回答……诸如此类的声音。"

"后来观察评估之后发现，不是医生不回答，而是医生真的无法回答。"

潘怀宗解释说，若是医生一个上午要看几十个甚至是一百个病人，那一个病人的看诊时间最多也就两三分钟，囿于看诊的时间有限，再遇到病患提出问题时，虽然这些问题对医生来说非常简单，但医生却必须花很久的时间讲解，才能让病人听懂，然后还要赶快消化后面正在排队等待的病患，是真的没有时间、没有办法，因此才会让患者和医护人员的关系愈来愈差，这也让潘怀宗产生了借助媒体这个平台传播健康知识，进而拉近医生与患者沟通平台的想法。

潘怀宗说，由于病人的医学知识有限，有些甚至是道听途说，连基本概念都没有，这样不对等的认知差距，致使医生和病人在沟通上产生了很大的障碍。

譬如说，医生是站在研究所的层次，而普通病患却只有小学生的程度，根本无法交流及对话。为了拉近这个平台，从在阳明大学开始授课到现在，潘怀宗始终不间断地在做健康教育普及化的工作，目的就是希望医生和大众在沟通时减少障碍，甚至是对等沟通。唯有增加大众的医疗常识，才能将医患对话的障碍消除掉。

若是沟通障碍消除，不仅对公共卫生有很大的帮助，医疗纠纷也会减少，医患对立的紧张关系也会有所改善，对提升所有人的健康养生观念更大有裨益。这个目前也只有潘怀宗能做得到，因为人们相信他，认同他。

千人候补听荣阳团队上课

潘怀宗强调，普及健康教育绝不是一个人或一段时间就可以做到的，它需要长时间、多管齐下方能奏效。最首要的就是从筹建阳明大学、荣总医生群的强大授课阵容开始，然后到各大专院校授课，这门课就叫做《基础医学》。这个课程专门在没有设立医学院的学校开设，而台大或是北医就不会开设这门课，因为这些医学院他们自己就可以负责这些课程。阳明大学从有合作的大学，如"中央"大学、交通大学、"清华"大学、政治大学、东吴大学等渐次着手开课。

潘怀宗在开课前就预料到，这将会是一堂非常受欢迎的课程。很多学生喜欢上这堂课的原因是：没想到医疗知识可以这么简单、有趣！的确，在有潘怀宗的电视节目里就不难发现这一点。

"你会非常惊讶，这些法学院、商学院、文学院的学生起初以为，修这堂医学的课会很难，没有人有兴趣，结果并非如此，接受度非常高！"

十几年前在开课时，校方问他需要多大的教室，潘怀宗跟校方说，你有多大的教室就给多大的。刚开始学校只给了一百人座位的教室，结果是教室容纳不下听课的学生，甚至还有一千多名学生在外头等着候补，最后即使是放宽到两百人的教室，还是不够用。

甚至有许多同学跑来跟他反映，从大一到大四都选修不到这门课，要学校拿出办法来解决。后来学校才提出，若是能证明从大一到大四都修不到这门课的人可以优先选修。

曾经有某"立委"、董事长等名人用各种方式，希望让自己的小孩修到这门课，潘怀宗则是一视同仁，请这些名人的孩子也和其他同学一样——"乖乖排队"。

推广健康医学教育不是现在大家所看到的。大学课程早已经在 10 年前就推动实施，但中间也曾遇到不少的困难，不是担心没学生，反而是遭到有些人的嫉妒。"理由竟是，有这么多人来听课，是因为修这堂课的学生不会被当。还有人硬是鸡蛋里挑骨头，如上课不点名啦，同学就可以自由逃课，才使得这门课大受欢迎。"潘怀宗说，会讲这种话的人根本是在污蔑学生。

后来在校方的恳求下要点名，于是才宣布只要是三次无故不来上课就"当"掉！但仍是有千人在排候补听课的机会。"刚开始开课的理念是，绝不会强迫学生来上课，所以才不点名，想不到竟被讹传为《基础医学》之所以会大受欢迎的原因，这种观念根本就不对嘛！"潘怀宗有点气愤地说。

"若学生不来上课，我就应该检讨自己为什么不能吸引学生来听课，而不是用点名的方式来逼学生上课，很多人认为来这里就是轻松，还被误解是营养学分，唉，真是够了！一般课程不是专业课程，是自由选修课程！"

潘博士健康普通教育大受欢迎

不过，好歹健康教育普及化总算是媳妇熬成婆了，以前只能在课堂上、广播里听到潘怀宗轻松幽默地讲着疾病的预防与治疗，教大家如何保养、爱惜身体。现在，人们也能通过电视，甚至在晚间黄金时段，天天看到《潘博士健康普通教育》，与政论节目和连续剧一较高下，还经常略占上风。

潘怀宗却说，"电视媒体现在才发现，大家真的很需要这样的健康节目。事实上，刚开始没有一家电视台愿意做这种类型的节目，因为觉得不会有收视率，有收视率的只有讲政治、综艺的才有，结果是错的。"

第一个全方位、大规模讲医学健康的节目是在 News 98 电台，当时赵少康找了潘怀宗开《名医 ON CALL》的节目，没想到一炮而红。至今回想起来，潘怀宗说自己是这个节目的开台元老，同时也兴起了健康节目一个接着一个在媒体出现的热潮，也因此让他在 1995 年受 TVBS 邀请，筹划了《健康两点灵》节目，一做就是 4 年。

潘怀宗说，口碑是做出来了，但只有下午时段的家庭主妇可以看到，现在东森财经台开了《57 健康同学会》，让晚上才下班的人也能获得想要的健康信息，这个节目也创下第一个在晚间黄金时段有着超高收视率的纪录，跌破所有电视台高层人士的眼镜。

未来想抱孙子

问潘怀宗未来最想做什么？他说，想抱孙子！嗯，很直接的回答。

他早已向儿女们宣布，孙子们的养育工作，他愿意帮忙，潘怀宗未来还想开孙子幼儿园！理由是，孩子们在成长时他实在太忙，每天能相处的时间仅有送他们上学的那四十分钟。虽然现在最大的儿子只有 21 岁，最快也要再等个六七年才有孙子可抱，不过潘怀宗说，等到儿女们生孩子的时候，他就会比较空闲、有时间了，能教孙子们功课，陪着他们成长。

听到这里，我已经想认潘怀宗博士做干爹了，因为生的孩子都归他教养，真好。

（资深媒体人王瑞玲撰稿，原载于 BODY 杂志 2010 年 11 月号）

图书在版编目（CIP）数据

小养生堂里大教授：察"颜"观色读信号／东森财经新闻台，潘怀宗 著. —北京：东方出版社，2012.7

ISBN 978-7-5060-4929-0

Ⅰ.①小… Ⅱ.①东…②潘… Ⅲ.①养生（中医）—基本知识 Ⅳ.①R212

中国版本图书馆 CIP 数据核字（2012）第 136827 号

小养生堂里大教授：察"颜"观色读信号
（XIAO YANGSHENGTANG LI DAJIAOSHOU：CHAYAN GUANSE DUXINHAO）

作 者：东森财经新闻台 潘怀宗
责任编辑：姬 利 陈丽娜
出 版：东方出版社
发 行：人民东方出版传媒有限公司
地 址：北京市东城区朝阳门内大街 166 号
邮政编码：100706
印 刷：三河市金泰源印装厂
版 次：2012 年 7 月第 1 版
印 次：2012 年 7 月第 1 次印刷
印 数：1—5000 册
开 本：710 毫米×960 毫米 1/16
印 张：12.25
字 数：127 千字
书 号：ISBN 978-7-5060-4929-0
定 价：28.00 元
发行电话：（010）65210059 65210060 65210062 65210063